AF600919

LES ANOMALIES MENTALES
CHEZ LES ÉCOLIERS

AUTRES OUVRAGES DU Dr J. PHILIPPE

Recherches psychométriques sur l'influence de la distraction chez les hystériques (en collaboration avec M. V. Henri, travaux du Laboratoire de Psychologie physiologique). Félix Alcan, 1892. .... *Épuisé.*

Technique du chronoscope de d'Arsonval pour la mesure des temps psychiques. Un vol. in-8, Paris, Félix Alcan, 1899. .... **2 fr. 50.**

L'Image mentale (Évolution et dissolution). 1 vol. in-16 de la *Bibliothèque de Philosophie contemporaine*, Félix Alcan, 1903. .... **2 fr. 50.**

Cours supérieur d'éducation physique (en collaboration avec MM. G. Demeny, et G. Racine). Un vol. in-8, Félix Alcan, 1904. .... **4 fr.**

AUTRES OUVRAGES DU Dr G. PAUL-BONCOUR

De la Pleurésie purulente chez les enfants, un vol. in-8, Paris, Steinheil, 1896.

Le Fémur dans l'hémiplégie infantile (Prix Broca), *Société d'Anthropologie*, un vol. in-8, Paris, 1900.

La Morphologie cranienne et les états pathologiques du cerveau. *Société d'Anthropologie*, 1902, et *Archives de Neurologie*, 1904, n° 103.

TRAVAUX EN COLLABORATION

DES Drs PHILIPPE ET PAUL-BONCOUR

Vrais et Faux Écoliers anormaux. (*Revue Pédagogique*, novembre 1904.)

LES

ANOMALIES MENTALES

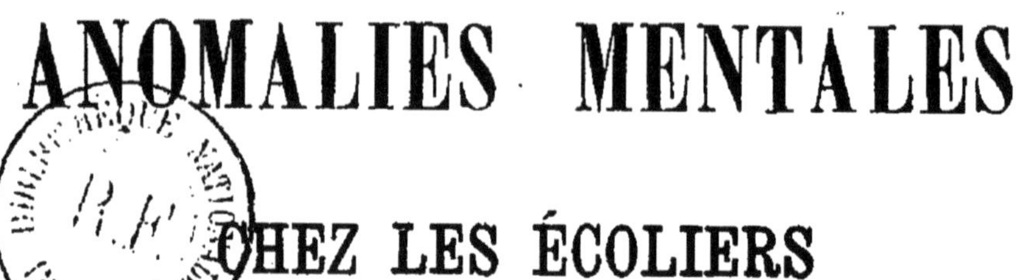

CHEZ LES ÉCOLIERS

ÉTUDE MÉDICO-PÉDAGOGIQUE

PAR LES DOCTEURS

Jean PHILIPPE

Chef des travaux au Laboratoire
de Psychologie Physiologique
à la Sorbonne,
Professeur à l'école Arago.

G. PAUL-BONCOUR

Ancien Interne des Hôpitaux
de Paris,
Médecin du Service Biologique
à l'école Théophile-Roussel.

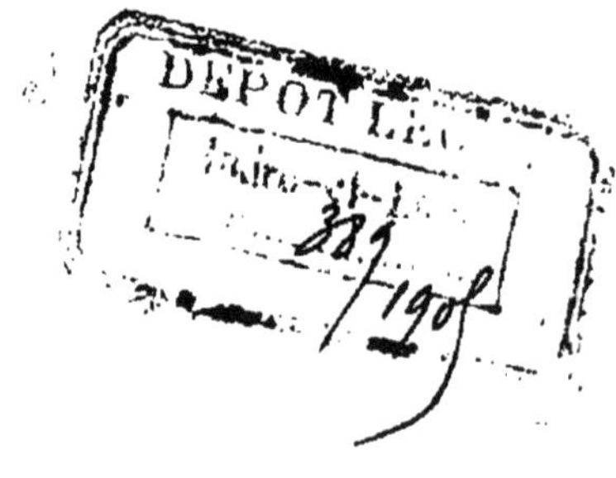

PARIS

FÉLIX ALCAN, ÉDITEUR

ANCIENNE LIBRAIRIE GERMER BAILLIÈRE ET Cie

108, BOULEVARD SAINT-GERMAIN, 108

1905

LES ANOMALIES MENTALES
CHEZ LES ÉCOLIERS

INTRODUCTION

Les *Écoliers mentalement anormaux* sont, à degré plus ou moins marqué, des infirmes ou des malades. Mais leurs tares étant moins accentuées que celles des idiots ou des imbéciles, on ne songe pas toujours à les soumettre à un examen méthodique, à un système spécial d'éducation. Ils restent, le plus souvent, mélangés avec les enfants normaux dans l'école ordinaire, quoiqu'ils n'en puissent suivre les cours. Il convient aussi d'ajouter que la difficulté d'interpréter comme elle doit l'être leur attitude scolaire ne permet pas dans tous les cas de s'apercevoir immédiatement que leur mentalité est anormale.

Celle-ci n'étant pas assez déséquilibrée pour justifier l'internement dans un asile spécial, leur organisme n'étant pas assez malade pour envoyer ces enfants à l'hôpital, éducateur et médecin se bornent d'ordinaire à déplorer les difficultés d'adaptation scolaire que ces élèves rencontrent partout. Ce sont des enfants qui ne peuvent en effet séjourner à l'école sans danger pour eux-mêmes et pour les autres enfants qui sont normaux : mais, d'autre part, comment les traiter, à quelle culture les soumettre et surtout comment les reconnaître ?

L'étude des anomalies mentales, chez les écoliers, intéresse à la fois, quoique à différents titres, le médecin, l'éducateur et le criminaliste.

*
* *

Le pourcentage des jeunes criminels croît d'année en année. On s'en étonne et on s'en inquiète beaucoup, sans assez réfléchir que la plupart des jeunes criminels, signalés dans les statistiques, sont des porteurs de tares physiques ou mentales compliquant pour eux l'observance des lois sociales, ou diminuant leur résistance aux provocations d'une ambiance malsaine.

Sans vouloir préciser ici les rapports de la dégénérescence à la criminalité, contentons-nous de rappeler combien la criminalité infantile ressemble peu à celle de l'adulte. Chez l'enfant, jamais ce n'est la réflexion tenace et rarement c'est le vice inné ou l'immoralité voulue qui se révoltent contre le Code. Il faut donc chercher ailleurs.

En veut-on un exemple ? Combien de fois les magistrats n'ont-ils pas à juger de petits vagabonds? Et cependant, sont-ce là de véritables délinquants ? Quel juge oserait prétendre, le Code en main, qu'il ait été dans la pensée du législateur d'inculper de vagabondage, *au sens légal du mot*, tout enfant qui vagabonde ! A cet âge, combien d'enfants « font du vagabondage comme M. Jourdain faisait de la prose, sans le savoir (1) » !

La vérité est que la criminalité infantile obéit à d'autres mobiles que celle de l'adulte, et qu'il est de toute justice de les chercher si l'on ne veut pas condamner ces petits délinquants au hasard et sans même se demander si ce sont des vicieux ou des malades.

Malheureusement l'examen biologique et mental, qu'il faudrait pratiquer sur ces enfants dans tous les cas douteux, est encore fort mal organisé, malgré les vœux formulés en ce sens(2), et cela précisément parce que l'on ne possède jusqu'à présent que des notions fort incomplètes sur la population scolaire où se recrutent les jeunes délinquants.

*
* *

Les éducateurs ne sont pas moins embarrassés que les criminalistes, quand il leur faut s'occuper de ces écoliers.

La diffusion même et surtout l'obligation pour tous de fréquenter l'école ont notablement accru depuis quelques années les listes de réfractaires au régime

(1) Albanel, *le Crime dans la Famille*. Rueff, 1900.
Dr Jean Philippe : *les Petits Vagabonds*. (Conf. à l'Exp. de l'Enfance), Paris, A. Malverge, 1901.

(2) Au Congrès du Patronage des Libérés à Marseille (1903) où l'un de nous exposait (Rap. du Dr G. Paul-Boncour) les raisons en faveur d'une éducation spéciale des délinquants arriérés ; au Congrès d'anthropologie criminelle d'Amsterdam (1901), etc.

scolaire. Tant que l'instruction n'était pas obligatoire, ces réfractaires ou incapables passaient facilement inaperçus : on expulsait les indisciplinés ; on reléguait les arriérés ; on ignorait les vagabonds. Mais aujourd'hui il n'en peut plus aller de même : tout réfractaire est, bon gré mal gré, ramené à l'école : il s'y trouve mal, l'école ordinaire n'étant pas faite pour des écoliers de son espèce ; il y proteste à sa façon et trouble tout dans la classe, en sorte que son séjour y nuit à tout le monde.

Que peut actuellement l'éducateur contre cet état de choses? Rien. Est-ce à lui de faire la distinction médicale entre l'anormal qui ne peut ni rester à l'école, ni suivre une classe ordinaire, et tel écolier turbulent, mais sans ombre de maladie, qui n'est qu'un vulgaire paresseux, ou un simple indiscipliné ? Est-ce l'instituteur qui doit distinguer le paresseux par mauvaise volonté (qu'il faut punir) du paresseux par maladie(qu'il faut soigner) ?

Et d'ailleurs, eût-il les éléments nécessaires pour en juger, où renvoyer ces enfants, une fois que l'école leur sera fermée ?

*
* *

Ce sont surtout les médecins qui sont bien placés pour prévoir les redoutables conséquences des tares mentales frappant l'enfant dès l'origine de sa vie sociale ; mais quand on vient les consulter sur des écoliers de ce genre, s'ils sont au courant de ces questions, que peuvent-ils, sinon regretter l'abandon matériel et moral de ces enfants ?

En fait, quelques-uns d'entre nous ont bien signalé les dangers dont la propagation de ces anomalies menace la société et la race, et ne cessent de le répéter en demandant, d'accord avec les magistrats et les pédagogues, que ces questions sortent enfin des obscurités théoriques et pratiques, et qu'on sauve du moins les anormaux les plus voisins du normal et par conséquent les plus faciles à guérir.

Mais alors que, pour les anomalies difficiles à guérir et profondes, il existe partout des établissements d'éducation (1), où sont fort heureusement combinés les traitements médical et pédagogique, — rien ou presque rien d'analogue n'est organisé pour les écoliers mentalement anormaux qui n'ont pas d'autre infériorité et dont les tares mentales n'exigent pas l'internement dans un établissement spécial.

Quand il s'agit de tels enfants, c'est tout à fait par hasard, à titre individuel et de façon souvent fort incomplète que le médecin et le pédagogue ont à s'en occuper ensemble, chacun dans sa sphère d'action. Le plus souvent, ils examinent les cas de ce genre séparément et sans échanger leurs idées : le médecin donne son traitement sans pouvoir se préoccuper du rôle et de la tâche de l'éducateur, lequel à son tour s'efforce de redresser le caractère de l'enfant, sans accorder aux prescriptions médicales toute l'attention qu'elles méritent.

Cette séparation des pouvoirs et des responsabi-

(1) Ces procédés d'éducation en France ont été exposés par Seguin, *Education des enfants normaux et anormaux*. — Bourneville, *Recherches sur l'idiotie, l'épilepsie, l'hystérie* (1880 à 1904). *Assistance, traitement, éducation des enfants idiots et arriérés*. Paris, 1895. — J. Voisin, *L'Idiotie*. Paris, F. Alcan. — Thulié, *Orthophrénopédie*. Paris, 1900.

lités, quand il s'agit d'enfants qui relèvent à la fois du médecin et du pédagogue, explique le peu d'efficacité des efforts tentés pour améliorer le sort du groupe d'écoliers dont nous nous occupons ici.

On ne peut utilement étudier, comprendre et connaître les écoliers mentalement anormaux qu'après les avoir examinés à la fois en éducateur et en médecin. L'examen et la direction de ces enfants ne peuvent donc être alternativement et séparément tantôt médicaux et tantôt pédagogiques au hasard des circonstances. Ils doivent être à la fois et tout ensemble médicaux et pédagogiques, c'est-à-dire médico-pédagogiques (1).

Cette collaboration continue et intime permettra seule de solutionner les nombreuses questions à résoudre pour aider pratiquement au relèvement de ces enfants.

Mais, pour mener à bien une œuvre de culture mentale d'un genre aussi spécial, faut-il commencer à priori, comme on tend à le faire, par réclamer d'abord la réalisation de tel ou tel moyen d'instruction et d'assistance? Nous croyons, au contraire, qu'il importe avant tout d'avoir d'abord bien défini les divers

(1) C'est le terme sous lequel nous avions présenté, à la Société de Psychologie de l'Enfant, la première clinique organisée par nous pour l'examen de ces enfants à la Mairie du Ve Arrondissement.

types d'enfants que l'on veut améliorer, transformer ou réformer et de les avoir méthodiquement classés. Tel mode de traitement ou tel traitement médico-pédagogique, excellent pour certains enfants, ne convient pas nécessairement à d'autres élèves, malgré certaines similitudes objectives qui semblaient les réunir en premier lieu. Quel praticien appliquerait le même traitement à tous les fiévreux sans se préoccuper des sources ni des causes de la fièvre ? Il n'en va pas autrement en prophylaxie mentale, et ce serait l'oublier que de vouloir appliquer uniformément le même traitement médico-pédagogique, par exemple, à tous les arriérés à guérir.

En effet, l'arriération mentale est un état d'esprit qui peut être provoqué par des causes variables et chacune de ces causes peut avoir besoin d'un traitement différent ; il n'y a donc pas un état d'arriération, mais des états d'arriération, par conséquent divers arriérés. Parmi ceux-ci, il en est à qui un enseignement spécial est absolument indispensable ; mais pour d'autres, il suffit généralement d'un traitement médical approprié, sans classe spéciale, pour reprendre le rang normal parmi leurs condisciples.

Nous insistons sur ce point parce qu'il préjuge une question économique qui n'est pas indifférente. En effet, ces arriérés, auxquels suffit un simple traitement médical, peuvent toujours être assistés dans les localités dépourvues de classes spéciales. — Là même où ces classes existent, pourquoi les surcharger d'enfants qui peuvent aisément s'en passer ?

Avant donc d'envisager la question capitale de l'éducation et de l'assistance des écoliers mentalement anormaux, il importe d'établir nettement :

1° quelle place ils occupent dans l'échelle des anomalies mentales; 2° quelles sont leurs différentes catégories.

*
* *

Où commencent et où finissent les frontières des anomalies scolaires qui caractérisent ces enfants ?

Nous verrons plus loin que ces anomalies, sous toutes leurs formes, se résument en quelque sorte dans la constante impossibilité de s'adapter au régime scolaire. Mais en quoi cette simple incapacité d'adaptation à ce régime (qui est la préface du régime social) différencie-t-elle ces enfants des idiots, des imbéciles et autres anormaux ? Quels rapports entre un écolier normal et un écolier anormal, et surtout quelles différences ? Comment enfin classer et en quelle série ranger les divers types d'écoliers anormaux dont le portrait et le caractère commencent à nous être connus ?

Ce sont ces questions que nous aborderons successivement au cours de cette étude, écrite en collaboration, précisément pour nous placer à la fois au point de vue de l'éducateur et à celui du médecin.

Chemin faisant, nous n'oublierons pas le côté pratique que doit nécessairement présenter une étude de ce genre.

Sans doute, il serait bon de dégager, en même temps que nous ferons cette classification, les causes qui ont provoqué les anomalies et de donner les règles à suivre pour l'examen biologique et mental de ces écoliers. C'est une étude que nous réservons, ne voulant ici nous occuper que d'une simple classification. Ceux qui étudient ces questions sont en effet trop souvent frappés de constater dans les discussions, les conversations ou les brochures, le peu de précision qui existe dans la façon de caractériser les anomalies mentales chez les écoliers.

Lorsqu'on passe d'un auteur à un autre pour se renseigner sur les diverses catégories de ces écoliers, on voit la terminologie varier parce que l'accord n'existe ni sur les caractères distinctifs de l'enfant mentalement anormal, ni surtout sur la place des écoliers anormaux dans l'échelle des anomalies mentales. Il y a là toutes sortes de confusions dont on s'aperçoit très vite aux divergences qui se manifestent toutes les fois que l'on essaie, en vue des mesures à prendre, de déterminer le nombre des écoliers à assister. Et les statistiques se ressentent étrangement de ces divergences.

« Chaque pays et chaque école. écrivaient l'an dernier MM. Demoor et de Croly (1), a sa classification particulière, et il n'est pas possible d'établir une synonymie un peu sérieuse entre toutes les terminologies adoptées...

« D'ailleurs, elles ont des points de départ et des buts divers : les unes sont d'ordre pédagogique, les autres d'ordre médical...

« Lorsqu'on se place au point de vue pédagogique (c'est-à-dire au point de vue de la plus ou moins grande éducabilité) on groupe les anormaux intel-

(1) Demoor et de Croly, *Année psychologique*, X, p. 321-323.

lectuels, en Allemagne et en Suisse, par exemple, en *bildungs fähige* et *bildungs unfähige (inéducables).*

« Kolle, à la dixième conférence allemande des écoles pour enfants faibles d'esprit, a proposé la nomenclature suivante :

1re Catégorie : Idiotie primitive :

A) Faiblement doués : Avec anomalies physiques : (I) congénitales, (II) acquises. — Sans anomalies physiques. *a*) *Eréthiques ou versatiles* (1° avec faiblesse psychique simple ; 2° avec complications psychiques ; 3° avec anomalies morales). *b*) *Apathiques ou anergétiques* (1° avec faiblesse psychique simple ; 2° avec complication psychique ; 3° avec anomalies morales).

B) Faibles d'esprit : Mêmes divisions que pour A.

C) Idiots : Mêmes divisions que pour B.

2e Catégorie : Idiotie secondaire... etc...

« Cette nomenclature a été fort discutée... »

« En Angleterre, depuis le travail de J. Warner, on distingue les *feeble minded children* et ceux atteints d'*imbecillity* et d'*idiocy*. — Mais Shuttleworth fait remarquer combien le premier terme prête à équivoque, étant donné que les Américains comprennent sous le nom de *feeble minded children* tous les anormaux depuis le plus faiblement atteint jusqu'à l'idiot le plus profond. Aussi cet auteur préfère-t-il, pour désigner ces enfants, le terme de *mentally deficient children.*

« En Belgique, on considère assez souvent, dans le groupe des enfants anormaux, les enfants atteints de troubles de la parole, les sourds-muets, les aveugles et les arriérés. Ces derniers sont divisés en arriérés pédagogiques (types passifs et types autoritaires comprenant une partie des instables, des pervertis et des imbéciles moraux des auteurs français) et les arriérés médicaux comprenant les imbéciles (idiots du 1er degré, les idiots du 2e degré, et les idiots du 3e degré). Cette terminologie est à peu près acceptée en Hollande.

« En Italie, les enfants faibles d'esprit constituent le groupe des phrénasthéniques, parmi lesquels certains auteurs font deux groupes ; les phrénasthéniques du 1er et du 2e degré. — D'autres (Sante de Sanctis), en dehors des idiots, distinguent parmi les phrénasthéniques, les *Imbecilli* (I, II, III), les *Deficienti*, les *Tardivi*.

« Ganguillet a même essayé d'exprimer numériquement le degré d'arriération. L'intelligence normale étant représentée par un, 6/9 = intelligence modérée et exprime que l'enfant fournit en neuf ans ce qu'un normal donne en six ans... »

Il est facile de comprendre quelles erreurs occasionne ce désarroi : veut-on, dans une discussion de congrès ou dans une communication de société, préciser tout ce vague et mieux caractériser ces écoliers, on en vient neuf fois sur dix à parler des simples idiots, des imbéciles types, parce qu'ils sont mieux connus ou peut-être seuls connus. Et l'on croit alors pouvoir appliquer à ces écoliers mentalement anormaux le résultat des recherches que l'on a vu faire sur ces idiots. Ce ne sont cependant ni des termes ni des sujets identiques : loin de là.

Certes, des idiots aux arriérés et aux simples nerveux, la chaîne des cas intermédiaires est ininterrompue : on l'a trop souvent noté pour que nous ayons à le redire ; mais les distinctions entre les deux termes extrêmes de cette série sont tellement profondes que le docteur Sollier (1) n'hésite pas à séparer par des différences absolues deux catégories aussi voisines que l'idiotie et l'imbécillité. A son avis, elles diffèrent non seulement par symptômes, mais en nature, l'idiotie résultant de lésions cérébrales, organiques, et l'imbécillité de simples troubles fonctionnels sans lésions organiques. — Quoi que l'on pense de cette théorie, elle montre combien il faut se garder d'assimiler aux anormaux d'asile les écoliers que nous allons étudier, et d'en parler dans les mêmes termes ou de les traiter par les mêmes procédés.

(1) *Psychologie de l'idiot et de l'imbécile.* Paris, F. Alcan, 1901, 2e édition.

CHAPITRE PREMIER

Classification générale

L'enfant anormal en général et les différents groupes. — Les enfants *mentalement* anormaux dans le groupe général des enfants anormaux : classification d'ensemble. — A quel degré d'anomalie mentale un enfant peut-il être reçu parmi les écoliers.

L'écolier porteur d'anomalies mentales est avant tout un *enfant mentalement anormal qui ne peut, de ce fait, profiter de l'enseignement commun.*

Placé au milieu d'enfants normaux, soumis à une influence nouvelle, celle de l'éducation commune, cet enfant manifeste vite son caractère particulier. Les parents n'avaient pas remarqué ses tendances déjà anormales ; mais à l'école elles se révèlent bientôt et il prend une allure spéciale qui le différencie des condisciples normaux avec lesquels il vit.

Ces anomalies sont restées, dans le milieu familial, facilement ignorées : mais le milieu scolaire devient par la force des choses un excellent réactif pour déceler les tares mentales de cet enfant. Tout régime scolaire détermine en effet chez ces anormaux quantité de réactions typiques qui permettent rarement de contester la réalité de leurs anomalies ; il en hâte l'éclosion et il en accélère le développement. A plus forte raison, quand ces anormaux rencontrent à l'école leurs semblables ou fréquentent indûment la rue et sa population spéciale. En ce dernier cas, c'est le milieu même qui est nocif et sert d'agent provocateur pour exciter les anomalies latentes, pour les exagérer et souvent les compliquer d'anomalies morales (1).

(1) Beaucoup d'enfants qui ne seraient qu'arriérés ou instables à l'école deviennent, au contact de la rue, vagabonds et même voleurs. Le fait est bien connu : il est surtout fréquent à Paris et nous avons souvent à le constater à la clinique médico-pédagogique du Patronage familial.

I

Pour procéder méthodiquement, esquissons d'abord les caractères généraux des *enfants mentalement anormaux* et énumérons leurs différentes catégories. Nous verrons ensuite dans lesquelles se recrutent nos *écoliers mentalement anormaux.*

Qu'est-ce qu'un enfant *mentalement* anormal ?

C'est à dessein et systématiquement que nous soulignons le « mentalement », car il importe de séparer dès maintenant ces anormaux de tous ceux qui souffrent d'anomalies physiques sans tares mentales.

Certains auteurs se contentent de dire « enfant anormal » pour désigner un enfant *mentalement* anormal. Cette formule, abrégée et d'ailleurs impropre, a certainement contribué à engendrer et aggrave encore journellement les confusions qui embrouillent cette question déjà très complexe (1). Il est donc

(1) C'est ainsi que récemment encore, dans une Société où l'ordre du jour comportait diverses questions sur des enfants mentalement anormaux que l'on s'était borné à appeler simplement « enfants anormaux », nous entendions un pédagogue fixer par une statistique le nombre de ces enfants à près de 50 o/o. C'est qu'il y comprenait non seulement les mentalement anormaux, mais encore les

préférable d'employer régulièrement l'expression complète : enfant mentalement anormal.

Déclarer un enfant anormal, sans autre qualificatif, c'est simplement lui attribuer une ou plusieurs des multiples anomalies physiques ou mentales qui peuvent atteindre l'enfant. C'est en ce sens que MM. Hamon du Fougeray et Couetoux ont intitulé : *Manuel pratique des Méthodes d'enseignement spécial aux enfants anormaux* (1) le livre où ils traitent de l'éducation des sourds-muets, aveugles, bègues, etc. Et dans la préface de ce même livre, M. Bourneville, si documenté sur ces questions, quand il indique les institutions à créer pour les enfants anormaux en général, énumère notamment : « les idiots, les épileptiques, les aveugles, les sourds-muets, les rachitiques (2) ».

Envisageant au même point de vue cette question de l'enfant anormal, M. De Croly, directeur de l'Institut privé d'enseignement spécial à Bruxelles, déclare anormaux : « Tous les enfants qui, pour une raison quelconque, se trouvent en état d'infériorité et ne peuvent s'adapter au milieu social dans lequel ils sont destinés à vivre (3). »

Partant de là, M. De Croly énumère :

physiquement anormaux : boiteux, bègues, tuberculeux, adénoïdiens, etc... En quoi il était logique, et se conformait à la formule employée, car tous ces enfants sont des anormaux à un point de vue ou à un autre, mais ils ne le sont pas tous au point de vue mental.

(1) Paris, 1896.

(2) Rapport (au Conseil municipal de Paris) sur la création de deux Instituts ou Ecoles — Ecoles-Dispensaires — Dispensaires pour les enfants rachitiques ou difformes, 11 juin 1883).

(3) Congrès international d'assistance des aliénés. Anvers, 1903.

1° Les anormaux par déficit physique (manchots, etc.);

2° Les anormaux par déficit sensoriel (aveugles, etc.);

3° Les anormaux par déficit intellectuel (idiots, arriérés, etc.);

4° Les anormaux par déficit des facultés affectives (fous moraux, etc.);

5° Les anormaux convulsivants (épileptiques, etc.);

6° Les déformés par le milieu (1).

Tous les enfants appartenant à l'une de ces six catégories sont donc anormaux, mais ils le sont évidemment à des titres très divers. Entre le boiteux de la première catégorie et le moralement abandonné de la dernière, la marge est considérable, et ces deux anomalies, quoique toutes deux incontestables, sont cependant à une large distance l'une de l'autre.

La classification de M. De Croly détermine les limites extrêmes de toutes les anomalies infantiles.

Elle englobe donc à coup sûr la catégorie spéciale où se recrute le groupe des écoliers mentalement anormaux. Ceux-ci sont en effet des enfants anormaux, mais leurs anomalies sont intellectuelles ou morales : ils appartiennent par conséquent aux troi-

(1) Le Dr De Croly appelle ainsi les enfants qui, n'ayant primitivement aucune espèce de tare, sont déformés par le milieu dans lequel ils vivent. — Ce sont ceux qui ont été soumis à des influences diverses, mais également mauvaises; à un régime trop doux, inégal, illogique, ou, par contre, trop sévère, brutal, maladroit; ce sont encore ceux qui sont livrés à eux-mêmes à un moment où les guides naturels leur sont particulièrement nécessaires. (Rapport sur l'assistance de l'enfance anormale, p. 2.) — Nous aurons à revenir sur ce point à propos des arriérés dits *pédagogiques*.

sième et quatrième groupes, parfois au cinquième (1).

Quelle est la caractéristique de tous ces enfants? Ce sont des malades du système nerveux.

Une partie de celui-ci étant l'organe de la mentalité, l'enfant *mentalement anormal* est celui qui est malade de ce système nerveux. A vrai dire, ce même enfant peut en même temps être aussi malade du système musculaire, du système circulatoire, etc. Mais ce ne sont pas ces dernières anomalies qui lui donnent son anomalie mentale. Elles l'aggravent parfois, elles ne la constituent pas essentiellement. *Quelque taré que soit l'organisme d'un enfant, si ses tares ne sont pas nerveuses, cet enfant n'est pas mentalement* anormal.

C'est pourquoi, du groupe très nombreux et très varié des enfants anormaux, nous devons éliminer d'emblée, dans cette étude sur les anomalies mentales, tous les anormaux dont les anomalies ne retentissent pas sur le système nerveux supérieur, qui n'ont pas d'infirmités cérébrales.

(1) V. le ch. V sur les *arriérés pédagogiques*.

II

L'enfant *mentalement* anormal est donc celui qui, par suite d'une infirmité de certains centres nerveux, présente des troubles de développement intellectuel ou moral qui le rendent incapable de s'adapter au milieu dans lequel il doit vivre régulièrement (1).

Ces troubles peuvent résulter d'une lésion *congénitale* ou *acquise* du système nerveux, — ou bien d'un simple *arrêt*, — ou bien d'un *retard* de développement de ce système, ou enfin de l'intoxication de certaines cellules nerveuses par suite de quelque maladie de l'organisme dans une autre région.

Nous n'avons pas à examiner ici ces différentes causes, puisque nous nous bornons à établir la

(1) Ou... «*tendent* à le rendre incapable», quand la tendance est assez forte, assez impulsive pour produire, malgré la résistance, des perturbations appréciables. Un épileptique, par exemple, dont l'épilepsie ne constitue pas encore une anomalie mentale, peut devenir mentalement anormal si ses crises se multiplient assez pour déterminer une obnubilation intellectuelle presque constante. Mais, tant que la tare épileptique ne se manifeste que par des crises isolées et négligeables, ce n'est pas un enfant mentalement anormal et ce n'est qu'à titre prophylactique que l'on pourrait lui appliquer les mêmes mesures qu'aux écoliers mentalement anormaux. (V. le ch. IV sur les *subnormaux*.)

classification des différentes sortes d'écoliers anormaux ; notons seulement (et c'est ce qu'il importe de retenir) que les perturbations du système nerveux sont les seules qui autorisent à imposer à la mentalité d'un écolier l'étiquette d'anormale. Hors de là, l'anomalie n'est pas mentale.

Nous insistons sur ce caractère précisément à cause de la nature de notre étude. En effet, on ne conteste guère que des anomalies mentales aussi massives que l'idiotie aient pour principal substrat une lésion nerveuse proprement dite. Mais on admet moins facilement qu'il y a lésion quand l'anomalie est plus légère, et surtout dans les cas que nous aurons à examiner chez les écoliers mentalement anormaux. Et cependant, chez ces légers anormaux comme chez les anormaux profonds, c'est bien à une tare nerveuse (organique ou fonctionnelle) qu'il faut toujours remonter pour trouver l'origine de l'anomalie (1) quelles que soient les différences de degré, d'intensité, de nature.

C'est l'étude de ces différences qui a conduit à adopter des points de vue différents pour classer d'une façon générale les enfants mentalement anormaux, parmi lesquels les écoliers mentalement anormaux ne forment qu'un groupe. Tantôt la classifica-

(1) Le plus souvent, on n'arrive à déceler l'existence de cette lésion que par un examen clinique très méthodique et un interrogatoire des parents de l'enfant, assez complet pour rappeler tous les faits qui ont influé sur le développement nerveux et l'ont adultéré ou déformé, etc... Nous aurons plus tard à exposer les procédés d'investigation, d'analyse et d'interprétation que suppose cette méthode.

tion procède de considérations anatomo-pathologiques (1) — tantôt elle se base sur l'étiologie — tantôt sur la symptomatologie.

Le point de vue auquel nous nous plaçons ici étant exclusivement pratique, nous n'avons à envisager dans cette étude que les manifestations mentales ou sociales des infirmités cérébrales que nous venons de signaler. C'est pourquoi nous nous arrêterons de préférence à la classification proposée en 1896 par le docteur Bourneville dans une lettre au Directeur de l'Enseignement de la Seine, qui lui avait demandé une définition propre à éclairer les instituteurs sur la forme des anomalies mentales chez les enfants d'âge scolaire.

Référons-nous donc au texte même de cette lettre pour tout ce qui concerne les enfants mentalement anormaux, à quelque degré qu'ils appartiennent.

« Sous le nom d'idiotie (2), on désigne un état constitutionnel, physique, intellectuel et moral, dû soit à des troubles survenus pendant la vie fœtale ou au moment de la naissance, — soit à des affections pathologiques, surtout de la première enfance (c'est-à-dire de la naissance à 7 ans), moins souvent de la seconde enfance (c'est-à-dire de 7 ans au début de la puberté à 13 ou 14 ans). »

Quels sont les principaux signes de ces tares men-

(1) V. sur l'histologie pathologique, les C. R. de Bicêtre et l'article de Cl. Philippe et Oberthür dans le chap. I (Encéphalites chroniques) du *Traité de Médecine* (t. IX, Paris, 1902. — Sur l'étiologie et la symptomatologie, v. Gilbert-Ballet. dans : *Traité de Pathologie mentale*, Paris, 1903.

(2) Bourneville, C. R. de Bicêtre, t. XVII, p. LXXXIII, 1897.

tales ? Les voici rapidement énumérés pour chacune de ces catégories :

« 1° Idiotie absolue. — Marche, préhension, parole, attention nulles. — Incapacité de s'aider en quoi que ce soit. — Inconscience du besoin de s'alimenter, ou gloutonnerie avec absence du sentiment de la satiété. — Écoulement permanent de la salive (bave) et des mucosités nasales. — Excrétions involontaires. — Accès de cris, tics multiples (balancements, grimaces, agitations des mains, etc.).

« Bien que les organes des sens puissent être intacts au point de vue anatomique, l'ouïe, la vue, l'odorat, le goût, le toucher semblent absents. Sensibilité générale très obtuse, d'où indifférence à la douleur, au froid et à la chaleur.

« Aucune connaissance de leurs parents, ni des personnes qui les soignent. Sans idée, sans parole, sans mouvement, les idiots de cette catégorie sont des êtres en quelque sorte végétatifs. »

« 2° Idiotie profonde. — La *motilité* est moins atteinte que dans le degré absolu. La *marche* est possible, parfois exubérante. La *préhension* des objets a lieu, mais d'une façon défectueuse, le pouce ne s'opposant pas ou s'opposant mal aux autres doigts.

« L'*appétit* est exagéré ; le sentiment de la *satiété* fait défaut ; le goût est nul ou obtus, d'où la *salacité*. La *digestion* se complique parfois de *rumination*. Les *excrétions* sont involontaires.

« La *parole* est nulle ou limitée à quelques monosyllabes ou à des syllabes répétées. Les *besoins*, les *déterminations instinctives* se traduisent plutôt par un *langage d'action* (cris de joie ou de douleur). Ces idiots (profonds, mais moins tarés que les précédents) reconnaissent assez souvent leurs parents, les infirmières qui s'occupent d'eux. Ils témoignent des préférences pour certaines personnes. Ils ont fréquemment des *aptitudes musicales*, retiennent d'emblée les airs qu'ils entendent et les chantonnent sans cesse, signe d'une mémoire au moins partielle. L'*attention* est fugitive ; ils regardent sans voir, entendent ce qui leur plaît et semblent absolument sourds pour les bruits ou les appels qui ne les intéressent pas. L'*odorat*, le *toucher* sont obnubilés ou indifférents.

« Ces enfants n'ont aucune conscience du danger, et, comme les idiots absolus, ont des tics très variés, sont destructeurs, rongent leurs ongles, se déchirent, se mordent ou mordent les autres, se livrent à l'onanisme, etc.

« En résumé, vie végétative surtout — et vie de relation très bornée. »

En somme « ce qui différencie ce second groupe du précédent, c'est l'existence du mouvement, la marche et la préhension, qui les rend dangereux pour eux et pour les autres, puisque le mouvement les expose à des accidents par suite de leur inconscience du danger, et expose les autres à subir les conséquences de leurs impulsions. »

Voilà, très en raccourci, les principaux caractères d'un premier groupe d'enfants, trop profondément tarés pour paraître, même en passant, dans les écoles ordinaires.

Il n'en est pas toujours de même du groupe des imbéciles : mais le fait est très rare.

« 3° Imbécillité proprement dite. — Les *facultés intellectuelles* existent, mais à un degré très incomplet. L'*attention* est fugace, la *mémoire* peu active, peu sûre, la *volonté* sans énergie : ils veulent et ne veulent pas. Ils peuvent comparer, combiner ; toutefois ils s'élèvent difficilement à des notions générales et abstraites. Ils ont des idées, mais en petit nombre ; ils ne pensent et n'agissent que par autrui, bien qu'ils soient capables de quelques raisonnements.

« Ils ont des *déterminations instinctives*, comme les idiots profonds et y obéissent sans frein.

« Parmi ces malades, il en est chez lesquels l'imbécillité se complique d'une *perversion* des *instincts*. Ils sont menteurs, querelleurs, paresseux, poltrons, entêtés, mobiles, incapables d'un effort soutenu. Ils ont des besoins sexuels auxquels ils cèdent sans retenue. Ne possédant qu'une notion vague du tien et du mien, ils ont des impulsions à voler, détruire, incendier, etc.

« La *parole* existe, mais la *prononciation* est souvent défectueuse. Leur *langage* est borné, leurs phrases imparfaites, le verbe y est parfois absent ; ils parlent d'eux à la troisième personne.

« Ils ne peuvent remplir que des *occupations* simples, uniformes, toujours les mêmes.

« Ils ont des *sentiments affectifs* souvent superficiels. La *sensibilité générale* est d'ordinaire émoussée. Les *sens* sont fréquemment intacts, mais peu délicats. »

« 4° Arriération intellectuelle (*ou imbécillité légère*). — Les facultés intellectuelles, considérées dans leur ensemble, existent, mais sont retardées notablement au-dessous des facultés des enfants du même âge. L'attention laisse beaucoup à désirer; toutefois il est possible de la fixer, au moins pendant quelque temps : ce temps augmente si l'on varie les occupations intellectuelles.

« Les arriérés ont des penchants particuliers, des aptitudes spéciales. Leur intelligence se manifeste principalement pour tout ce qui est relatif à ces penchants. »

« 5° Instabilité mentale. — Les instables ont une mobilité physique exubérante. Ils ne restent en place nulle part, se lèvent de place à chaque instant, sans motif. S'ils jouent, ils passent rapidement d'un jeu à un autre... Leur mobilité intellectuelle n'est pas moindre..... »

Nous aurons d'ailleurs à reprendre et à préciser certains côtés de ces descriptions quand nous caractériserons, au chapitre II, ceux des arriérés et des instables qui forment la classe inférieure des écoliers mentalement anormaux.

III

Ces descriptions remontent les divers degrés des anomalies mentales, en partant des plus graves pour se rapprocher progressivement des plus légères : la première question qui se pose maintenant est de savoir à quels degrés commencent les *écoliers* mentalement anormaux.

Ces écoliers ne peuvent évidemment se recruter que parmi les enfants capables (au moins en apparence) de fréquenter l'école. Fréquentation souvent irrégulière, parfois très abrégée ; mais il suffit qu'un enfant, présenté à l'école, n'ait pas été refusé d'emblée ou assez vite, pour avoir droit au titre d'écolier mentalement anormal.

Au point de vue pratique et social, cette distinction est capitale : voici pourquoi.

On peut pratiquement répartir en deux groupes les anomalies mentales : d'un côté placer les anomalies incurables ou difficilement curables et qui rendent impossible la vie sociale hors tutelle, et d'autre part, celles qui sont curables et permettent la vie sociale en liberté, *toutes les fois que l'éducation physique et morale est dirigée de façon à compenser ou à pallier les défectuosités, à rétablir un équilibre compromis, mais non impossible.*

Les premières sont (comme nous l'avons déjà dit à la suite d'un auteur allemand) (1) des anomalies *majeures* : elles sont radicales et irrémédiables. Les secondes sont des anomalies *mineures*, guérissables ou curables.

Aux premières ressortissent l'idiotie et l'imbécillité proprement dite. Les enfants qui en sont là ont une intellectualité bien trop inférieure pour appartenir jamais de près ou de loin aux cadres scolaires normaux. Ce ne peuvent donc pas être des écoliers mentalement anormaux.

Le groupe de ces écoliers commence par conséquent au degré supérieur de l'imbécillité, à la faiblesse d'esprit (si bien dénommée par Séguin : arriération intellectuelle). C'est le premier degré des *anomalies mineures*, et aussi le premier des anomalies scolaires ; au-dessus s'étagent tous les autres degrés d'anomalie mentale, jusqu'à ce qu'on arrive à l'écolier normal.

L'enfant normal est fait pour la fréquentation scolaire ; à son opposé les grands anormaux, tels que les idiots, souffrent de tares mentales qui leur interdisent d'entrer à l'école ordinaire et surtout d'y séjourner. Ces deux catégories représentent donc les deux extrêmes ; et c'est précisément à mi-chemin entre ces deux termes si éloignés l'un de l'autre que se place l'écolier mentalement anormal. Il ne semble pas

(1) G. Paul-Boncour et J. Philippe : L'éducation des écoliers mentalement anormaux (*Revue Internationale de l'Enseignement*, mars 1905).

d'emblée incapable de rester à l'école; mais, en fait, il ne peut y séjourner, et ne doit pas être avec les écoliers normaux.

C'est à raison de cet état intermédiaire que la situation de ces écoliers est si mal définie, et c'est précisément ce qui a jusqu'ici empêché d'en former un groupe autonome, isolé d'un côté des grands anormaux, et de l'autre, des mauvais élèves sains d'esprit, et de lui assigner sa véritable place entre les écoliers normaux et ceux des enfants anormaux qu'il faut isoler ou interner.

Les premiers relèvent de l'éducateur; les seconds appartiennent avant tout au médecin. Quant aux intermédiaires, on n'a su jusqu'à présent à qui les attribuer ; ballottés entre le médecin et le pédagogue, ils sont sans cesse renvoyés de l'un à l'autre. Comment ne pas comprendre que dans ce va-et-vient perpétuel ils perdent irrémédiablement les seules années où l'on pourrait s'efforcer de les transformer et de régulariser leur développement physique et mental? On laisse passer l'époque la plus favorable à leur guérison, au grand dommage de la sécurité sociale, car c'est parmi ces incapables de s'adapter à l'école que se recrutent la plupart des jeunes criminels. L'inaptitude à s'adapter au régime scolaire n'est souvent que le prélude et la marque de l'incapacité à vivre en société.

Notons donc bien dès maintenant que si les écoliers mentalement anormaux rentrent comme les imbéciles, etc., dans le groupe des infirmes du cerveau, ils souffrent d'une infirmité beaucoup plus légère et leur mentalité est notablement supérieure à celle de l'anormal interné. Celui-ci est presque toujours incapable de reprendre rang parmi les enfants normaux, tandis que les écoliers dont nous parlons ici, une fois traités par des procédés spéciaux et parfois analogues à ceux qu'on emploie pour les anormaux internés, reprennent rang parmi les écoliers normaux (1).

Répétons-le car c'est là leur caractéristique : *une fois le traitement médico-pédagogique appliqué, l'écolier anormal redevient apte à bénéficier de l'éducation normale.*

En d'autres termes, l'enfant de ce groupe est bien un écolier et non un pilier d'asile : il n'est pas incapable de fréquenter l'école (on l'y rencontre souvent), mais il est incapable, précisément à cause de l'anomalie de sa mentalité, de s'adapter au régime scolaire organisé pour la majorité des enfants du même âge. Il lui manque ce coefficient d'adaptation que possèdent tous les enfants normaux : l'éducation spéciale doit le lui donner.

Cette difficulté d'adaptation scolaire, — quand on se trouve en présence d'un enfant dont la mentalité semble *a priori* irrégulière, mais sans qu'on discerne bien pourquoi, — est un élément d'appréciation très important. C'est même parfois le seul symptôme bien apparent et vraiment net d'une foule de causes obscures qui troublent plus ou moins profondément la mentalité de l'enfant. Ces causes échappent souvent à l'observateur même attentif, n'étant pas tou-

(1) C'est là ce qui le distingue essentiellement des arriérés pédagogiques, enfants normaux qui ne bénéficient pas de l'enseignement parce qu'ils ne vont pas, ou vont mal à l'école, mais qui n'auraient besoin d'aucun traitement pour bénéficier de l'enseignement s'ils le suivaient.

jours aussi évidentes ni aussi faciles à déceler qu'on pourrait le croire. Mais cette incapacité à s'adapter au régime scolaire est comme une résultante générale qui les force à se manifester d'indiscutable façon.

N'oublions pas d'ailleurs que la fréquentation scolaire, l'entrée dans le nouveau milieu de l'école, le contact journalier avec les camarades de récréation et de classe, marquent toujours une étape importante dans l'évolution mentale de l'enfant, qu'il soit normal ou anormal. C'est le passage du milieu familial au milieu social. Et l'on comprend facilement qu'un système nerveux qui suffisait tant bien que mal à l'effort minime de l'adaptation familiale révèle brusquement et dès l'entrée à l'école son insuffisance à s'adapter à un milieu plus difficile et plus complexe que la famille. L'école sert ainsi de réactif et de révélateur aux anomalies mentales : les tares de l'enfant y prennent spontanément plus de relief, elles se manifestent davantage : on les voit aussi mieux parce que le maître, moins indulgent et plus perspicace que la famille, les découvre plus facilement et les signale plus volontiers. N'a-t-il pas d'ailleurs par contraste, à tout instant, la comparaison de l'écolier normal avec l'anormal, comparaison qui marque encore davantage l'infériorité de ce dernier (1)?

(1) Quelque importants que soient tous ces signes extérieurs, on ne doit cependant pas se borner à les considérer sans rechercher au-dessous les causes qui les produisent. Eux ne sont que des signes, et la cause profonde qui constitue essentiellement l'anomalie mentale de ces écoliers, c'est toujours une lésion ou une perturbation dans le fonctionnement du système nerveux.

IV

Ayant ainsi défini l'écolier mentalement anormal, il s'agit maintenant d'en signaler les différents types et d'en esquisser la classification. Celle-ci (d'après les détails même que nous venons de donner, ne devant comprendre aucune des anomalies mentales qui, d'emblée et définitivement, rejettent l'enfant hors du régime scolaire normal) commence à l'arriération intellectuelle : naturellement, par son type le plus élevé, elle confine à l'état normal.

Entre les deux, se trouvent de nombreux types intermédiaires, dont on a souvent à parler parce qu'on les rencontre très fréquemment à l'école, dans la rue ou en prison ; mais il n'existe pas de classification méthodique et descriptive qui en présente tous les degrés en se plaçant à la fois au point de vue médical et au point de vue pédagogique. Au contraire, on semble jusqu'à présent s'être fait comme un devoir de séparer ces deux points de vue.

Les éducateurs (1) qui ont touché à ces questions offrent très souvent d'utiles renseignements sur la

(1) Citons surtout Bernard Perez, H. Marion, R. Thamin, Paulhan, Malapert, Ribery.

moralité et l'intellectualité de ces écoliers ; mais c'est sans aucun repère médical, en sorte que le médecin ne peut tabler sur leurs observations pour traiter ces anomalies. Nombre de descriptions et de portraits d'indisciplinés, de paresseux, de menteurs, de vagabonds, etc., sont poussés fort loin et savamment développés ; mais la teneur générale ne se préoccupe que des questions morales, scolaires ou psychologiques, et cela dispense évidemment les auteurs d'examiner si le système nerveux de ces enfants est sain ou morbide, et si ces écoliers sont des anormaux ou des vicieux.

Il se comprend d'ailleurs très bien que l'éducateur seul ne puisse résoudre ces questions d'ordre médical : elles sont cependant, au point de vue qui l'occupe, comme au nôtre, d'importance capitale, car ce sont elles qui permettront d'étiqueter l'anomalie mentale.

D'autre part, les monographies consacrées par les médecins à ces écoliers offrent des renseignements plus précis, surtout au point de vue des questions qui nous préoccupent et des réactions spécifiques du système nerveux ; elles ne sont cependant pas toujours de nature à mettre ces questions au point; il faut surtout éviter de considérer, comme on fait parfois, que toute manifestation anormale soit un signe d'anomalie véritable, c'est-à-dire installée à demeure. Il y a, selon notre remarque au Congrès d'Hygiène scolaire (1), des *anomalies transitoires* qui passent sans laisser de trace parce qu'elles attaquent un organisme qui, après s'être laissé entamer, sait se défendre et réparer ses brèches.

(1) Chabot, C. R., in *Revue Pédagogique*, déc. 1903, p. 545.

Les aliénistes même, qui ont beaucoup étudié tout un côté de la question, ne pourront nous fournir la classification complète que nous cherchons. Après avoir très méthodiquement différencié les divers degrés de l'idiotie, de l'imbécillité, etc., ils ont bien mis en lumière les caractères qui séparent les unes des autres les anomalies massives, dites *majeures* (et trop souvent incurables). Mais à mesure que l'on s'éloigne de ces tares profondes, pour approcher des anomalies plus légères, dites *mineures*, parce qu'elles sont curables, leurs descriptions deviennent plus vagues, les caractères différentiels moins bien notés et les divers types moins nettement définis. En sorte, qu'arrivé aux écoliers mentalement anormaux, près des enfants normaux, on ne trouve presque plus de caractères distinctifs. Tout est clair tant qu'il s'agit de malades d'hospice ou d'asile: l'indécision commence dès qu'on entre à l'école. Comment, d'ailleurs, en serait-il autrement ? Les seuls enfants que les médecins puissent longuement examiner étant presque toujours observés par eux à l'asile d'aliénés ou à l'hospice d'incurables, c'est-à-dire dans un milieu où la déchéance mentale est profonde, et ils ne peuvent, à aucun titre, rentrer dans un groupe scolaire.

Voilà pourquoi on ne peut tabler sur ces données pour la classification complète des écoliers mentalement anormaux.

C'est à cette difficulté que pensait le docteur Bourneville lorsqu'il signalait (1), à côté des enfants idiots, etc., le grand nombre de ceux « qui sont

(1) Rapport au Congrès international d'assistance publique, Lyon, 1894.

arriérés et qu'on ne peut garder dans les écoles, parce qu'ils sont incapables de suivre les exercices des autres enfants, et que leurs tics, leur insuffisance mentale les rendent la risée de leurs camarades, qui souvent même les brutalisent ; ou bien ils troublent la classe par leur instabilité, leur besoin de mouvement, leurs contorsions, leurs crises convulsives : on les punit, on les met dans une cour ; ils prennent l'école en dégoût, deviennent irritables, et les maîtres sont obligés de les congédier définitivement. Beaucoup vagabondent ou se sauvent, sans motifs, de la maison paternelle, servent d'instrument à de plus habiles... . .

« Puis viennent des enfants plus ou moins débiles au point de vue intellectuel, quelquefois même bien doués sous ce rapport, mais atteints de perversion des instincts : voleurs, menteurs, onanistes, pédérastes, incendiaires, destructeurs, homicides, empoisonneurs, etc.

« Enfin nous citerons les enfants affectés de maladies convulsives, l'hystérie et l'épilepsie. Lorsque les crises sont rares, les instituteurs conservent les enfants ; mais la plupart, et avec raison, les refusent. »

C'est de ces types que le docteur Thulié s'occupe aussi dans plusieurs chapitres de son livre sur le *Dressage des jeunes dégénérés.*

Mais ces diverses catégories d'enfants ne représentent pas encore toute la série des anomalies mentales de degré supérieur ; il est nécessaire d'y ajouter encore les *asthéniques*, assimilés aux neurasthéniques dont ils diffèrent cependant par des manifestations caractéristiques, et enfin tous les *subnormaux* qui forment précisément le groupe le plus voisin de l'enfant normal, et, par ce fait, le plus difficile à définir et à cataloguer. Ils sont aux dernières limites des frontières de l'anomalie. Au delà d'eux, commence le groupe des écoliers ordinaires qui peuvent être des vicieux, des indisciplinés ou des ignorants, mais qui ne sont pas mentalement anormaux, quoiqu'on les ait parfois assimilés. — Nous expliquerons au chapitre V pourquoi l'arriéré pédagogique n'est pas un écolier mentalement anormal, mais un simple ignorant.

Enfin, il faut aborder aussi, dans un livre sur les anomalies scolaires, la question des anomalies morales : nous le ferons en traitant du mensonge chez les écoliers anormaux.

Nous décrirons donc successivement dans cette étude :

Les arriérés intellectuels, — les instables, — les asthéniques ;

Les écoliers mentalement anormaux par différentes névroses (épilepsie, hystérie, etc.) ;

Les subnormaux (écoliers intermédiaires entre les précédents anormaux et les écoliers ordinaires) ;

Les arriérés pédagogiques.

Les écoliers atteints d'anomalies morales : spécialement le mensonge chez les enfants mentalement anormaux.

CHAPITRE II

L'École arriéré. — L'Instable. — L'Asthénique

L'arriération intellectuelle et ses formes scolaires. — L'instabilité : élèves déséquilibrés; impulsifs; nerveux. — L'asthénie mentale : la question de la neurasthénie à l'école.

I

L'Écolier mentalement arriéré

L'arriéré intellectuel (arriéré médical de certains auteurs) ouvre la série de ces enfants mentalement anormaux que l'on peut rencontrer à l'école.

Dans la nomenclature générale des enfants anormaux, sa place est entre l'imbécile proprement dit (dont nous n'avons pas à parler ici parce qu'on ne doit jamais le rencontrer à l'école) et l'instable dont nous nous occuperons plus loin.

L'arriéré intellectuel simple est un type d'anormal très net. Il est facile de définir et de caractériser les écoliers qui n'ont pas d'autre tare que leur arriération ; mais il ne faut pas oublier que le même enfant peut être, tout ensemble, arriéré et instable ; en ce cas, son anomalie est double, complexe, et il faut, pour l'étudier, la dissocier en ses deux éléments : l'arriération d'un côté, l'instabilité de l'autre. Chacune d'elles peut d'ailleurs exister séparément. C'est pourquoi nous les décrivons à part au lieu de les réunir, comme on le fait parfois, sous l'étiquette complexe de *débilité mentale*, qui désigne à la fois la faiblesse d'esprit (arriération) et le déséquilibre des facultés (instabilité) (1).

L'arriéré intellectuel est un écolier « dont les *facultés intellectuelles, considérées dans leur ensemble, existent, mais sont retardées notablement au-dessous des facultés d'un enfant du même âge.*

« L'attention de l'arriéré laisse toujours beaucoup à désirer. On peut la fixer mais seulement pendant un temps assez court. Pour augmenter ce temps il faut

(1) Nombre d'autres termes servent encore à désigner cette arriération ; certains auteurs disent « imbécillité légère » pour distinguer l'arriération de l'imbécillité proprement dite. D'autres emploient le mot « faiblesse d'esprit », etc... Cette surabondance d'expressions est souvent cause d'obscurité et il n'est pas sans inconvénient (comme un de nous l'a déjà fait ressortir au Congrès du Patronage des libérés à Marseille, en 1903) de n'avoir pas fixé d'emblée la signification du terme d'arriéré. Quant au mot *retardataire* (que le Dr Apert déclare employer pour éviter toute amphibologie), il ne peut désigner, d'après les faits et les considérations anatomiques cités par lui, que les arriérés d'origine glandulaire. C'est bien là une des causes productrices d'arriération ; mais il y en a quantité d'autres. L'arriération demeure toujours l'expression générale de l'anomalie mentale dont nous avons à parler ici.

varier les occupations intellectuelles. La conception est lente, la mémoire paresseuse; la réflexion, la prévoyance n'existent qu'à un faible degré.

« Ce sont des enfants qui n'apprennent que par périodes. »

Ils ont d'ailleurs des aptitudes spéciales, des penchants particuliers dont on doit profiter et se servir pour agrandir leur domaine intellectuel, car c'est surtout du côté de ces penchants et de ces aptitudes que leur intelligence tend à se développer.

Ils ont des sentiments moraux, de la gaîté, de l'affection familiale ; ils possèdent à un certain degré la notion du devoir, parfois l'esprit d'ordre et de propreté jusqu'à la minutie. Certains sont irritables, hargneux, rageurs, violents, cruels, entêtés, vindicatifs, moroses, défiants ; quelques-uns sont désordonnés, turbulents et apathiques ; d'autres ont l'amour du vin et des liqueurs poussé jusqu'à l'ivrognerie... Le mouvement, la marche, la préhension, la sensibilité générale, les sens en particulier sont en général intacts.

« Au point de vue physique, les arriérés offrent des stigmates de dégénérescense moins nombreux et moins prononcés que les imbéciles et surtout que les idiots (1). »

Bref, ils sont dans l'ensemble infiniment au-dessus des idiots et même des véritables imbéciles : ils peuvent, *par certains côtés*, profiter plus ou moins des procédés d'éducation ordinaire ; aussi, n'est-il pas rare de les rencontrer au milieu des écoliers normaux.

(1) Bourneville, *l'Encéphalite chronique*, in *Traité de médecine* de Brouardel, p. 55, Paris, Baillière, 1902.

Quand l'arriération est accentuée, on la reconnaît vite ; mais très souvent un enfant arriéré présente des tares moins accentuées et plus difficiles à reconnaître. Il arrive frequemment, par exemple, que l'arriération des enfants qui suivent régulièrement l'école ne soit que partielle. Elle est alors voilée tantôt par des déformations de caractère qui masquent l'état psychique ; tantôt différenciée, pour d'autres causes, du type massif que nous venons de citer. Il est donc utile de signaler à côté de cette arriération type quelques autres formes plus atténuées et d'indiquer diverses apparences sous lesquelles l'arriération se dissimule souvent.

A l'école, un arriéré se distinguera surtout par le peu de profit qu'il retirera de l'enseignement et du régime scolaire normal. Il suivra l'école comme tout autre enfant, mais il restera d'une impénétrabilité mentale remarquable. Entré ignorant dans la classe il en sortira ignorant. Son séjour y est inutile et son inertie seule le garde du renvoi qui guette les indisciplinés (Thulié).

Devant cette inertie mentale (d'ailleurs maladive), l'éducateur se sent d'abord désarmé. Souvent même il est longtemps avant de reconnaître la tare mentale de cet écolier anormal. C'est qu'en effet un des caractères de l'arriération intellectuelle est de passer volontiers inaperçue dans la famille et jusqu'à la période scolaire. Et même à l'école, pour qui n'est pas prévenu de certains signes que le médecin connaît bien, elle ne se révèle souvent qu'à partir du jour où l'on peut réellement mettre l'écolier arriéré en parallèle avec celui dont la croissance mentale se fait normalement. Alors l'observateur le plus superficiel voit d'un mois à l'autre s'accentuer la différence entre cet écolier arriéré et ceux de ses condisciples qui suivent l'évolution normale.

L'arriéré se développe toujours plus lentement que les autres enfants du même âge et ce perpétuel retard qui augmente constamment la différence entre eux et lui, finit par établir une distance énorme entre cet arriéré et les écoliers normaux du même âge. Même caractère de retard et d'insuffisance plus tard dans la vie professionnelle de cet écolier devenu adulte.

L'arriération mentale, encore facilement curable dans la période initiale, est malheureusement trop souvent méconnue dans la famille et même, au début, à l'école.

La famille s'illusionne volontiers durant la première enfance sur les indices précurseurs de cette anomalie. Comme le visage de ces enfants ne présente pas de déformation caractéristique, — comme ils ne sont stigmatisés d'aucune façon exagérée par les signes de dégénérescence (qui ne suffiraient, d'ailleurs, nullement à certifier l'arriération), — comme leur développement *physique* est souvent normal et que leur santé paraît ordinairement suffisante, rien d'extérieur ne décèle ni ne vient faire soupçonner l'anomalie. Celle-ci est donc méconnue et d'autant plus volontiers que la famille est toujours portée, en pareil cas, à croire que l'éducateur ne sait ni tirer parti de cette jeune intelligence ni l'éveiller.

Par une illusion bien compréhensible les parents inclinent toujours à prendre pour de la réflexion certaines lenteurs à penser, et de l'inertie mentale pour de la sagesse. « C'est un vrai petit homme, nous disait récemment, à la clinique, une mère parlant de son fils qui rentrait dans cette catégorie ; il n'aime pas les jeux bruyants ni l'éducation intensive de nos lycées ! » Et cette mère de blâmer le maître qui lui avait conseillé de nous conduire cet élève dont l'intelligence semblait un peu paresseuse, pour ne rien dire de plus. C'était bien un paresseux, si ce mot signifie « qui ne travaille pas » ; mais, c'était pis encore, puisque chez lui nulle mauvaise volonté n'était en cause.

L'incapacité d'esprit, la lenteur de conception tiennent, chez de tels enfants, à la faiblesse de leur attention comme de toutes les facultés : imagination, etc. Qu'on analyse soigneusement leur fonctionnement mental et l'on verra facilement comme tout en eux rappelle la description empruntée au Dr Bourneville.

Sous d'autres formes, l'arriération intellectuelle est encore moins caractérisée, et s'éloigne de plus en plus du type classique que l'on a très souvent occasion d'observer dans les asiles.

Au plus haut degré de cette échelle on peut placer un type d'arriéré que Thulié a très heureusement décrit sous le nom de *diminué*.

« Dans la vie usuelle, les diminués peuvent donner l'illusion de l'intelligence, car ils étalent avec ostentation le peu qu'ils savent, étant assez ignorants pour ne pas être retenus par la crainte de se tromper. Mais dans leurs études, dans leur vie professionnelle, dans leurs relations journalières, leur insuffisance éclate. Ils ont une mémoire rebelle, ce qui leur rend l'association des idées laborieuses et par conséquent les jugements difficiles, rares et le plus souvent erronés, puisque la mémoire ne leur en donne pas les éléments nécessaires. Le manque d'acuité de leurs sensations laisse leur cerveau dans une inertie qu'explique l'absence de stimulants et que l'on traduit sous le nom de paresse. »

Il peut cependant arriver que ces diminués aient certaines facultés brillantes en apparence : la mémoire des chiffres par exemple ; mais « cette supériorité n'est qu'une illusion, car elle est absolument incapable de s'appliquer à un but utile sinon scientifique (Thulié). C'est une mémoire mécanique qui produit comme la machine à calculer, mais qui, comme elle, est purement automatique.

Chez certains de ces écoliers si peu intelligents on note un entêtement remarquable, tellement saillant qu'il fait parfois oublier tous les autres signes de diminution mentale; et cependant, par d'autres côtés, ces enfants sont dénués de toute volonté. C'est que leur entêtement à ne rien faire, à désobéir, à ne pas vouloir comprendre, tient précisément à leur diminution mentale. Leur esprit étant peu ouvert ne saisit pas facilement les idées, encore moins leurs associations et les conséquences qui en découlent. Ils ne comprennent pas la démonstration de leur évidente erreur ou n'en ont qu'une compréhension confuse (1).

*
* *

De tels écoliers devraient pouvoir être caractérisés dès leur entrée à l'école ; on éviterait ainsi toute

(1) Thulié, *Orthophrénopédie*, p. 286, au *Progrès médical*, Paris, 1900.

perte de temps ultérieure et l'on pourrait immédiatement s'appliquer à la cure de leur arriération.

Rappelons d'ailleurs encore que souvent l'arriération mentale n'est pas aussi simple que nous venons de la décrire : elle s'associe soit à des perversions morales (vagabondage, etc.) acquises dans un milieu plus ou moins scolaire, soit à de l'asthnéie, soit à de l'instabilité.

Dans ce dernier cas, on retrouve les caractères ressortissant au type d'écolier que nous allons décrire.

II

L'Écolier instable

L'écolier instable est un enfant mentalement anormal, *qui ne peut fixer son attention soit pour écouter, soit pour répondre, soit pour comprendre*. C'est en vain qu'on le ramène au sujet : perpétuellement et malgré lui son esprit se tourne ailleurs et il est à noter que souvent l'instabilité physique n'est pas moins prononcée que l'instabilité mentale.

Les écoliers instables sont surtout incapables de maîtriser leurs réactions et chez eux certains sentiments prennent volontiers, et sans mobiles suffisants, une exagération morbide. Il en résulte que leurs actes sont régulièrement hors de proportion avec les causes objectives qui les déterminent, ce qui tient précisément à ce que leur mentalité n'a pas de frein.

Il faut encore classer parmi ces anormaux tous les écoliers qui, sans être précisément des impulsifs, manifestent constamment une nervosité exagérée : enfants irritables, coléreux, hargneux, susceptibles sans raison, fantasques, etc. Les parents de tels écoliers se contentent d'avouer que leur enfant est nerveux : mais le médecin découvre bientôt, à l'examen, derrière ce nervosisme, des tares mentales profondes et qui obligent à classer ces enfants parmi les écoliers mentalement anormaux.

A l'école, les instables commencent par se faire qualifier d'indisciplinés, et ce qualificatif banal les suit jusqu'à ce qu'on s'aperçoive que leur attitude est d'origine morbide. Ce sont des écoliers à qui toute direction est insupportable, parce qu'ils ne peuvent la suivre, « leur mobilité physique est exubérante : ils ne restent en place nulle part, se lèvent de table à chaque instant sans motif. S'ils jouent, ils passent rapidement d'un jeu à un autre. Leur mobilité intellectuelle n'est pas moindre : à peine ont-ils commencé à lire qu'ils veulent écrire et compter » (Bourneville).

En somme, ces écoliers montrent dans leurs aptitudes une déconcertante dysharmonie. Tantôt c'est une suractivité inexplicable : tantôt, au contraire, rien ne peut fixer leur mobilité. Au fond, il n'y a chez eux que des simulacres d'activité pratique : ils n'agissent que superficiellement et aucune règle ne préside aux variations de leur activité. — Leurs sentiments affectifs ne sont d'ailleurs ni moins instables, ni moins déséquilibrés que leurs facultés intellectuelles ; tantôt égoïstes et haineux, tantôt dévoués et débonnaires, ils ne savent jamais adopter une ligne de conduite raisonnée et suivie : leur attitude est déconcertante. C'est à ce genre de mentalité que Demoor applique l'épithète de chorée mentale. Ce mot, qui peut prêter à la critique, dépeint du moins assez bien l'état d'esprit de ces enfants, qui n'est pas sans analogie avec le dévergondage musculaire des choréiques.

Est-il rare de trouver ces enfants dans les écoles ordinaires ? Non certes : ils sont même souvent assez intelligents pour saisir avec rapidité bon nombre des explications qu'on leur donne en classe; mais *on n'est jamais sûr de leur attention.* Elle se manifeste au hasard de n'importe quelle circonstance et s'évanouit de même, si bien que le maître voit cet écolier, à l'instant tout yeux et tout oreilles, rester maintenant aussi étranger à son enseignement qu'un simple arriéré. On le croirait alors venu en classe pour tout autre chose que pour écouter.

Seule l'habileté d'un éducateur habitué à proportionner ses leçons à la capacité mentale de ses élèves et à les doser méthodiquement réussit à maintenir un certain temps cette attention fugitive. Et même alors, tout est vite oublié si l'on n'emploie un perpétuel martellement pour faire pénétrer les notions dans le cerveau de ces écoliers instables : d'où la nécessité de se borner avec eux à des choses simples sans embrasser un trop vaste champ d'études.

D'autres écoliers instables ne sont pas seulement des enfants mobiles, ce sont en outre et surtout des impulsifs. Leur irascibilité est extrême. En classe, en récréation surtout, ils crient pour un rien, sont perpétuellement impatients et leur impatience morbide s'exprime tout naturellement par des violences. Sont-ils pris d'une idée, il faut qu'ils la réalisent à quelque prix que ce soit, sans envisager aucune de ses conséquences. Si on les en empêche, alors se manifeste leur colère d'impulsifs : ils se ruent, déchirent, mordent, battent sans considérer à qui ils s'attaquent ni si celui qu'ils frappent n'est pas beaucoup plus solide et plus vigoureux qu'eux : ce qui manifeste leur manque de jugement et de volonté.

En classe de tels enfants sont insupportables: ils parlent à haute voix et réalisent toutes les idées qui leur passent par la tête sans se préoccuper d'aucune surveillance ; ils répondent insolemment et lâchent des mots injurieux à la moindre observation, parfois même sans raison.

Cependant, on rencontre quelquefois parmi ces dégénérés, dont les tares mentales ne peuvent faire doute, des enfants qui étonnent par la diversité de leurs aptitudes; mais ces aptitudes sont toujours inégales et cette inégalité empêche d'en tirer parti. Ces enfants, brillants en certaines matières du programme ou même en une seule (lecture, écriture, calcul mécanique, etc.), sont au contraire nuls en certaines autres parties de l'enseignement, « celles surtout qui demandent du jugement et de la rectitude d'esprit » (Thulié). Aussi à l'école ne sont-ils pas traités d'inintelligents comme les simples arriérés : bien plus, il leur arrive même parfois d'y briller, mais c'est par hasard. Ce sont eux que Magnan et Legrain ont si bien dénommés « des prodiges partiels ».

Comme, d'autre part, ils sont orgueilleux, infatués d'eux-mêmes, ils réussissent dans certains milieux à faire valoir le peu qu'ils savent. On les voit alors s'affirmer bruyamment, étaler partout et toujours cette supériorité partielle dont nous venons de parler. Quand on ne les arrête pas, ils s'aventurent n'importe où, discourent sur tout et prétendent tout savoir.

On comprend facilement que tout ce verbiage illusionne durant quelques jours ou même quelques semaines le maître qui ne connaît pas encore cette espèce d'écoliers ; mais l'observateur avisé ou prévenu a vite fait de reconnaître que l'hypertrophie de certaines de leurs facultés est chèrement payée par l'atrophie d'aptitudes essentielles et que cette inégalité déséquilibre fatalement leur mentalité. Il discerne alors et reconnaît derrière cette façade les caractères de leur névropathie : instabilité des impressions et des désirs, irrégularité de l'attention, versatilité perpétuelle des sentiments, incoordination et imprécision du langage, amitiés ridicules et passagères, etc. Quelquefois les tares morales s'ajoutent encore à tout cela, et l'on voit ces écoliers cruels, menteurs, indifférents envers leurs proches... sans parler de leurs impulsions graves et dangereuses : kleptomanie, pyromanie, etc.

Nous avons fait remarquer, précédemment, qu'à l'école on résume volontiers toutes ces tares nerveuses par l'épithète d'*indisciplinés*. L'expression est juste à condition de ne pas oublier qu'il y a deux sortes d'indiscipline et que celle des écoliers que nous venons de dépeindre tient à un substrat morbide : l'état pathologique de leur système nerveux. Ce sont des malades.

Il importe en effet de séparer l'indiscipline morbide des écoliers mentalement anormaux, de l'indiscipline toute naturelle d'un écolier bien portant et vigoureux. La première est une expression de dégénérescence, une anomalie mentale ; la seconde n'est que la réaction fort naturelle d'un être actif et bien portant à qui pèse l'immobilité d'une classe trop prolongée, l'ennui d'un enseignement mal conduit, les miasmes d'une salle trop étroite ou mal aérée, etc. Pour échapper à ces inconvénients et pour n'en pas souffrir, instinctivement l'enfant s'agite et porte ailleurs son attention : il remue, se lève, parle, agit, et en un mot se dégourdit l'esprit et les jambes. Faut-il l'en blâmer ?

A côté de ces élèves, il y a encore les indisciplinés par pure mauvaise volonté : leur correction ne relève évidemment que de l'éducateur. Il faut donc les traiter par les méthodes pédagogiques et non par les procédés médico-pédagogiques.

Mais pour les autres, les malades que nous venons de décrire, il importe de ne pas négliger et surtout de ne pas méconnaître les véritables causes de cette indiscipline ; l'avenir de l'enfant demande que l'on réagisse contre elles par une thérapeutique à la fois médicale et pédagogique. Il n'en est que temps, à l'école : c'est durant la croissance physique et mentale de l'enfant, qu'on peut espérer remettre de l'ordre dans ce déséquilibre et chercher les moyens de réveiller les facultés atrophiées ou, au contraire, de limiter celles qui s'hypertrophient au détriment des autres. Si on ne procède pas alors à ce dressage, à cette *Orthophrénopédie* (selon l'expression de M. Thulié), il n'est pas malaisé de prévoir ce que deviendront ces enfants plus tard dans la société.

Pour quelques-uns que d'heureuses circonstances préservent fortuitement des conséquences de leur déséquilibre, combien iront grossir la masse des individus mal adaptés à n'importe quel métier, à n'importe quel milieu social ?

Quand ils appartiennent à la classe ouvrière, ce sont eux qui fourniront les meilleurs contingents à l'armée des vagabonds coureurs d'ateliers et habitués de grandes routes : perpétuels nostalgiques, toujours à la recherche d'un travail autre que celui qui se présente, n'importe quel travail, pourvu qu'il ne soit pas celui qu'ils font et qu'ils ne veulent plus continuer, qu'ils ont d'ailleurs déjà abandonné.

En somme, on les retrouve dans la vie comme à l'école, avec les mêmes habitudes d'instabilité et de déséquilibre : seulement les conséquences en sont autrement graves qu'elles n'étaient pour des leçons et des devoirs d'école.

III

L'Ecolier asthénique

De même qu'il y a des écoliers dont la souffrance nerveuse se manifeste par une excitation excessive, une suractivité morbide et de l'instabilité ; de même, chez d'autres, elle se traduit au contraire par une diminution de l'activité, par de la dépression, de l'apathie morbide, de *l'asthénie*(1).

A la même école où l'on cataloguait les élèves du premier genre comme des indisciplinés, les élèves du second sont tout naturellement rangés parmi les paresseux. Mais il importe de faire ici la même distinction pratique que pour les indisciplinés. Il y a des paresseux volontaires et il y a des paresseux malades.

Les aliénistes n'assignent aucune place à cette dernière catégorie d'anormaux. Ils n'en font pas mention à côté des instables et des arriérés, précisément parceque ces écoliers ne sont pas, comme nous l'avons dejà noté, des sujets d'asile. La tare dont ils souffrent fait partie des anomalies mineures, elle leur

(1) V. *Gazette des Hôpitaux*, 28 mars 1905.

permet donc de séjourner dans la famille, près de leurs frères et sœurs ou à l'école, au milieu de leurs camarades. Et, de plus, ils y sont par tous mieux supportés que l'indiscipliné, car un asthénique ne gêne personne, sa tranquillité n'attirant pas l'attention. On ne se plaint pas de lui en classe, il ne vagabonde pas comme l'indiscipliné, et n'est pas de ceux qu'on conduit chez le commissaire.

Et cependant, c'est dans le groupe des plus mauvais élèves que l'on trouve l'asthénique, le pire des paresseux, rebut des classes, crétin et cancre dont il n'y a rien à tirer. Une étude attentive de ces enfants décèle bientôt leur infirmité nerveuse. C'est une inertie mentale presque complète, souvent alliée à une non moins complète atonie organique.

Chez ces écoliers, ce qui domine c'est l'inactivité profonde de toutes les fonctions psychiques: leur attention ne peut agir, ni se concentrer, ni surtout se maintenir concentrée. Non parce qu'elle se déplace constamment et change d'objet comme chez l'instable: mais elle est incapable de se maintenir longtemps fixée, toute fixation amenant immédiatement la fatigue par un épuisement rapide et durable.

D'ailleurs, à cause même de cette impotence cérébrale, leur attention évite de se fixer longtemps et, de préférence, recherche spontanément les périodes d'inaction; et il en est de même pour toutes les facultés : mémoire, imagination, volonté, etc... Ajoutons même qu'il en va ainsi pour toutes les autres fonctions de leur organisme: l'individu entier éprouve un constant besoin de repos, et c'est pourquoi ces écoliers se complaisent dans une apathie perpétuelle, en classe, dans les jeux, dans leur famille, pendant les vacances, partout. Ce qui règle tous leurs actes, c'est la loi du moindre effort : ils sentent qu'ils sont capables de peu et ils se ménagent.

Composée d'anormaux de cette espèce, une classe serait toute tranquille et d'une parfaite discipline. De ce côté, aucun souci pour le maître; mais, par contre, aucune satisfaction du côté des devoirs, des progrès intellectuels, etc.

En récréation, l'attitude générale reste la même; ces écoliers s'occupent à des riens, s'absorbent en des puérilités bien au-dessous de leur âge: leurs jeux même sont inertes et sans rien des joyeux entraînements de la saine enfance qui aime se sentir vivre et agir. A voir la lenteur de leurs mouvements, l'indifférence aux punitions, aux reproches et aux encouragements, on comprend quelle intensité de fatigue leur cause tout effort, même pour le plaisir.

L'arriération mentale, nous l'avons déjà vu, coexiste souvent avec l'instabilité: elle se rencontre plus fréquemment encore chez ces asthéniques. N'est-il pas d'ailleurs tout naturel que des facultés toujours en besoin de repos se développent lentement et mal?

Un mot vient spontanément à l'esprit pour caractériser ces enfants: ne sont-ils pas neurasthéniques? M. Maurice de Fleury (1), en observateur avisé, a bien vu quelles analogies les rapprochaient du groupe de ces névropathes et l'analyse des éléments constitutifs de la paresse chez l'enfant l'a conduit à admettre, « avec les éducateurs les plus expérimentés et les philosophes les plus éminents de ce temps, que l'indolence d'esprit, conséquence fréquente d'une culture mal-

(1) *Le Corps et l'Ame de l'enfant*, Paris, Colin, 1899.

habile, dépend encore bien souvent d'un fonctionnement morbide du cerveau, d'un ralentissement de sa nutrition et, pour tout dire, d'une maladie très banale du système nerveux en voie de développement : la neurasthénie infantile ».

Ainsi formulée, cette description de neurasthénie infantile ne pouvait guère être contestée. Il n'en est plus de même lorsqu'on lui attribue, comme l'ont fait la plupart de ceux qui se sont occupés de ces questions, tous les caractères de la neurasthénie chez l'adulte C'est oublier quelle différence il faut faire entre l'enfant et l'adulte et entre deux entités morbides aussi différentes que cette inertie nerveuse chez l'enfant et la neurasthénie chez l'adulte. Aussi préférons-nous, pour éviter toute amphibologie et toute confusion, employer le mot d'asthénie.

Sans doute, la neurasthénie de l'écolier arrivé à l'adolescence ou aux approches est bien une maladie nerveuse assimilable de tous points à la neurasthénie de l'adulte. Elle en présente, en dehors des symptômes que nous avons énumérés, les signes spécifiques : la préoccupation, l'anxiété, l'aboulie, la céphalée, l'insomnie, etc. Et les causes qui provoquent tous ces accidents sont bien les mêmes que celles qui agissent chez l'adulte : surmenage intellectuel ou physique, inquiétude d'un examen, ambition, jalousie, etc., toutes causes surajoutées; cet état n'a donc rien de foncièrement congénital.

Mais chez l'écolier plus jeune, les causes de la fatigue nerveuse sont profondément différentes de celles qui agissent chez l'adulte. Celui-ci a exagéré l'effort de son cerveau : l'enfant asthénique, au contraire, non seulement n'exagère jamais son travail cérébral ou physique et ne lutte pas pour donner plus qu'il ne peut, mais encore il reste radicalement incapable de fournir un effort moyen parce qu'il est constitutionnellement asthénique, étant né fatigué.

Le neurasthénique ne peut dormir, l'asthénique au contraire a constamment de longs sommeils pour réparer les déficits même faibles de son organisme. C'est chez lui affaire de tempérament, au lieu d'être comme chez l'adulte un résultat, du surmenage.

Le neurasthénique adulte et l'écolier asthénique le sont tous deux pour des raisons bien différentes ; l'adulte souffre d'une exagération d'efforts voulue : il s'est forcé ; l'enfant est, au contraire, incapable de volonté et par conséquent d'effort.

Si nous insistons sur ces détails, c'est pour bien montrer que, parmi les écoliers qui présentent de la fatigue mentale, on doit toujours distinguer entre les fatigués par excès de travail et les asthéniques dont la fatigue est au contraire congénitale et antérieure à tout effort.

Ces derniers ne sont ni des surmenés, ni des anormaux transitoires, mais de véritables anormaux, et c'est souvent leur organisme tout entier qui participe à la fatigue manifestée à l'école par leur inertie mentale. Le plus souvent, en effet, « un cerveau sans entrain s'accompagne d'un estomac tardif et dilaté, d'un cœur aux battements mous, d'une pression artérielle basse et d'un ralentissement notable dans l'activité des échanges qui constituent la nutrition. Ce n'est donc pas l'esprit seulement mais bien tout l'organisme qui se relâche » (Maurice de Fleury), ou, du moins, c'est par tout cet ensemble que se manifeste très fréquemment l'inertie générale des apathiques.

On peut rencontrer quantité d'autres signes, le fond commun est toujours cette atonie générale : elle reste, sous ses multiples manifestations, la caractéristique fondamentale de cet état morbide qu'il importe de définir et d'isoler à l'âge où il est encore curable chez les écoliers dont nous nous occupons.

CHAPITRE III

L'Écolier épileptique. — L'Écolier hystérique

Pourquoi l'épilepsie des écoliers mentalement anormaux est souvent méconnue : ses degrés, ses formes : importance du traitement à la période scolaire. — L'hystérie chez les écoliers : ses dangers et son influence. — Du prétendu caractère épileptique et hystérique ?

I

L'Écolier épileptique

Chez l'écolier comme chez n'importe quel sujet, l'épilepsie peut revêtir les formes les plus diverses. Les décrire toutes ce serait refaire la monographie cent fois faite et refaite de l'épilepsie infantile, et d'ailleurs sortir des limites de ce volume. — Nous n'avons à nous occuper ici que d'anomalies mentales, d'origine épileptique, qui peuvent se rencontrer chez un enfant fréquentant régulièrement une école.

Mais comment un enfant, manifestement atteint de cette névrose, peut-il continuer à être admis au milieu d'enfants sains ? C'est une question qui vient naturellement à l'esprit.

Deux raisons expliquent que le fait puisse se produire. Tout d'abord la cause de certaines anomalies scolaires nées de l'épilepsie peut rester ignorée : c'est un cas assez fréquent, et précisément c'est pour amener à soupçonner et à rechercher plus souvent dans l'épilepsie l'origine de certaines anomalies scolaires, que nous écrivons ce chapitre.

Mais à côté de ces cas obscurs sont d'autres parfaitement définis et sur lesquels a été posée à bon escient l'étiquette d'épilepsie : et malgré ce diagnostic on ne croit pas devoir *a priori* juger incapables de fréquenter l'école les enfants qui en sont porteurs; ce sont cependant des anormaux !

Nous n'avons pas à discuter ici si cette fréquentation est un bien ou un mal, ni à préjuger la conduite à tenir dans chaque cas particulier. Tout dépend évidemment du nombre et du caractère des manifestations, de leur intensité, de leur retentissement, des moyens d'action dont on dispose (1). Le plus souvent il n'y a que des cas particuliers.

*
* *

Nous venons de le dire : fréquemment la nature des manifestations épileptiques est méconnue à

(1) Nous pourrions même faire remarquer que nous connaissons des écoliers atteints d'épilepsie franche, avec convulsions violentes, coma subséquent, etc., auxquels l'école n'est pas interdite : et cela parce que les crises sont rares et parce que, entre les crises, l'état de l'enfant ne présente aucune particularité s'opposant à son séjour dans un milieu normal. Tout en faisant nos réserves, nous enregistrons le fait.

l'école. Dans les classes ordinaires, on rencontre assez souvent des enfants dont la façon de travailler, de se conduire, de comprendre, n'est nullement satisfaisante. Ils paraissent malades à des degrés variables et on leur applique, pour caractériser leur attitude scolaire, tantôt un qualificatif, tantôt un autre. On les déclare paresseux, indisciplinés, d'intelligence inégale, d'attention nulle et surtout intermittente, etc. — Or chez beaucoup de ces écoliers, quand on les soumet à un examen médical approfondi, la tare épileptique ne peut faire doute. Elle n'était que dissimulée à une observation superficielle; une analyse attentive et méthodique la fait bientôt découvrir.

Les manifestations mentales de l'épilepsie chez l'écolier se présentent sous deux formes.

Les unes tiennent à de véritables crises paroxystiques ; mais alors c'est un paroxysme si bref et si confus qu'il reste inaperçu de ceux qui observent l'enfant : telles ces formes larvées et ces équivalents psychiques qui remplacent l'attaque classique.

Les autres manifestations n'apparaissent, au contraire, qu'en dehors du paroxysme dont elles sont la conséquence ; mais comme celui-ci a été méconnu, — soit parce qu'il a eu lieu à un moment où on ne pouvait l'observer (c'est le cas de beaucoup de crises nocturnes), soit parce que l'entourage croit devoir le cacher même au médecin, soit pour toute autre cause, — ce médecin met parfois longtemps à déceler la véritable origine de ces troubles et son traitement reste, en attendant, inefficace. Ce n'est que plus tard qu'il reconnaît la véritable cause des anomalies mentales observées chez l'écolier qu'on lui amène à examiner.

*
* *

Signalons quelques-unes des formes ressortissant à la première catégorie.

Le plus souvent, les paroxysmes y sont très atténués et de très faible durée : ils se réduisent à une convulsion tellement faible qu'elle est inaperçue : à peine quelques mouvements des doigts, une contracture légère des traits, une petite oscillation du corps. L'enfant présente quelques battements des paupières, un peu de pâleur et tout rentre dans l'ordre. Parfois (avec ou sans la crise précédente) c'est une légère absence : l'enfant regarde fixement devant lui et subit durant quelques secondes une pause complète de l'intelligence se traduisant par l'incertitude ou la fixité du regard.

Dans une forme plus accentuée et par conséquent plus facile à reconnaître, l'enfant a un vertige, pâlit, se sent un peu étourdi, chancelle, mais sans jamais tomber ; seulement il cherche à s'asseoir, et, comme précédemment, sa physionomie révèle la crise par la fixité et le vague du regard : une fois délivré, l'écolier semble sortir d'un rêve.

Ces états, tout en durant seulement de quelques secondes à une minute au plus, sont suivis, pendant quelques instants, d'une espèce de torpeur intellectuelle ou d'une légère obscurité des facultés.

De plus, ils peuvent se présenter plusieurs fois dans la journée : quand ils se répètent ainsi, on comprend facilement quelle sera l'attitude de l'écolier au cours des interrogations et des leçons. Si on lui pose une question, il semble tout à coup inattentif et très loin de ce qu'on lui demande : il est en crise et si le professeur ne juge à propos de renouveler sa question qui n'a été ni comprise, ni entendue l'écolier sera traité (on se figure aisément pourquoi), d'inattentif et de paresseux.

Ce que nous indiquons là n'est ni une vue de l'esprit, ni une supposition : c'est le résultat d'observations (1) qu'il est loisible de faire dans tous les milieux scolaires. Témoin l'exemple suivant choisi par l'un de nous parmi beaucoup d'autres :

« En 1900, un écolier de 11 ans, Gabriel M..., est « tout à coup interpellé au milieu de la classe par « son professeur qui lui demandait de continuer « immédiatement l'explication d'un texte latin. Il « avait en effet remarqué que G. M... n'avait pas les « yeux fixés sur son livre et pensait « à autre « chose ». G. M... ne put continuer l'explication et « son professeur estimant qu'il n'avait pas suivi, « lui donna trois fois à conjuguer le verbe « *je suis « inattentif en classe* ». L'enfant pleura, s'énerva, « et, malgré ce premier avis, le professeur s'aperçut « peu de temps après que le même élève redevenait « inattentif. Croyant à de l'inattention voulue, le « professeur s'emporte, parle « des gens qui sont « perpétuellement dans la lune » et « qui ont l'air « abruti lorsqu'on leur parle ».

« Mis au courant, les parents, à leur tour, grondè-

(1) Quelques-unes de ces observations, avec leur explication ont déjà été publiées dans les « Internationales Arch. für Schulhygiene. I Band, II Heft, p. 269-270.

« rent sévèrement l'enfant qui fut pris bientôt d'une « véritable crise de nerfs sur laquelle on ne put d'ail- « leurs donner aucun renseignement précis. Quoi « qu'il en soit, dans le courant des nuits suivantes, « l'enfant urina au lit, et la dépression mentale fut « telle que le médecin de la famille déclara qu'il y « avait chez cet enfant une impossibilité complète « de travailler. Comme cela se passait au mois de « juin, l'enfant ne retourna pas en classe jusqu'à « la rentrée d'octobre.

« Peu de jours après cette rentrée, le nouveau « professeur de l'enfant remarqua, lui aussi, que cet « élève présentait durant les classes des moments « d'inattention. Mais il se trouva que ce professeur « avait eu plusieurs fois à causer avec l'un de nous « des formes frustes et des équivalents de l'épilep- « sie. Ces accès d'inattention lui parurent singu- « liers et dignes de remarque. Il les observa et « voici, d'après lui, comment ils se produisaient. « Subitement, et sans cause appréciable, pendant « une récitation de leçon, pendant une explication, « G. M... pâlit légèrement, son regard devient fixe, « puis semble se voiler. Au bout de quinze à vingt- « cinq secondes, tout cesse : l'enfant cligne forte- « ment des yeux deux à cinq fois et son visage « reprend couleur. Mais durant toute cette période, « l'enfant a certainement perdu la notion de tout ce « qui l'entoure et encore quelques minutes après, il « paraît lui rester un léger obscurcissement de « l'intelligence.

« A la suite de ces observations, le professeur « crut devoir discrètement avertir les parents et « leur conseiller de faire examiner l'enfant. Sans

« entrer dans les détails, il nous suffira de dire que « l'examen médical a nettement démontré que ces « prétendues absences étaient de véritables crises « d'épilepsie larvée.

« En interrogeant les parents sur le passé de « l'enfant, nous avons appris qu'il y avait eu, deux « ans auparavant, à la suite d'une peur, une perte « de connaissance avec chute et incontinence uri- « naire. L'enfant s'était légèrement débattu et avait « ensuite dormi durant quelques heures ; de plus, « l'année suivante, l'approche des examens avait « déterminé, chez cet enfant déjà nerveux, encore « plus d'inconvénients: il s'était mis à uriner au lit « presque toutes les nuits, le jour il paraissait abso- « lument hébété. Aussi avait-on conclu à du sur- « menage et interrompu tout travail, ce qui était, « malgré une fausse interprétation, la meilleure « solution à suivre.

« Partant de ces faits et de nos observations, nous « instituons un traitement médicamenteux hygiéni- « que et nous faisons supprimer les longues séances « de travail. Tout alla bien jusqu'en septembre 1903. « Tout semblait même avoir disparu, si bien que « G. M., qui était allé passer les vacances chez sa « grand'mère en compagnie d'un de ses cousins, se « mit subitement à fumer, à boire des liqueurs, en « un mot à « faire l'homme ». Ses parents, en ve- « nant le rechercher à la fin de septembre, s'éton- « nèrent et lui firent des remontrances sur cette « façon de vivre, qui d'ailleurs avait ramené un état « d'énervement très accentué.

« Quelques jours après, G. M... eut subitement, à « 6 heures du soir, une crise d'épilepsie bien carac-

« térisée (convulsions toniques, cloniques, écume « aux lèvres, morsures de la langue, etc.). Ces « crises se répétèrent deux fois dans le courant d'oc- « tobre et il eut encore deux absences en novembre.

« Il va sans dire que cette fois la surveillance des « parents ne se relâcha pas et que le traitement fut « strictement appliqué. Au bout de peu de temps, le « malade reprit un état assez satisfaisant pour tra- « vailler sans fatigue cinq heures par jour et, à par- « tir du troisième mois, la convalescence suivit son « cours normal. »

Cette première observation montre bien jusqu'à quel point l'on peut parfois s'illusionner sur les conséquences très graves de certains accidents d'apparence minime, et combien il importe que famille et maîtres soient avertis de la gravité de phénomènes qui semblent, à première vue, tout à fait négligeables pour ceux qui ignorent et le passé de l'enfant et les indications caractéristiques qu'il a présentées. Comment le premier professeur de cet écolier eût-il pu deviner, au début, que cet enfant souffrirait bientôt d'accidents épileptiques aussi complets ? Seul, l'examen médical préventif, justifié par les crises d'inattention, eût permis d'éviter tout cela.

Mentionnons également, à côté de ces accidents très frustes, la possibilité de troubles psychiques paroxystiques, qui peuvent accompagner les formes légères, mais qui souvent aussi les remplacent ; ce sont alors de véritables équivalents de l'attaque spasmodique. Tantôt l'enfant prononcera des paroles incohérentes ou des mots obscènes, tantôt il injuriera ses maîtres ou ses camarades, ou bien il frappera brutalement ceux qui l'entourent, détruira les objets qui lui tombent sous la main, déchirera ses vêtements. On voit parfois aussi des élèves être pris d'une colère violente, explosive et inexplicable.

Malgré leur diversité, toutes ces manifestations présentent à un observateur informé une allure spéciale qui permet de leur attribuer une origine morbide : leur soudaineté, leur impulsivité, leur absurdité (G. Ballet) (1), leur manque de relation avec les circonstances présentes, sont des caractères sur lesquels même des personnes étrangères à la médecine se basent parfois pour demander un avis médical.

Et cependant les écoliers de ce genre sont bien souvent laissés sans soins dans les écoles, sans doute parce que leurs actes sont mal interprétés ! Parfois, d'ailleurs, l'acte accompli par l'enfant ne semble qu'une simple espièglerie, mais sa répétition ou la présence d'autres caractères doivent néanmoins attirer l'attention de l'éducateur : l'observation attentive souvent alors démontrera qu'il y a là une mentalité anormale et qu'il faut la soumettre à un examen médical.

C'était le cas, par exemple, de cette écolière de 11 ans examinée à la clinique médico-pédagogique par notre ami le docteur Pierreson.

Au milieu de la classe, l'enfant se levait spontanément, allait toucher la fenêtre et revenait à sa place. L'étrangeté de cette attitude décida la directrice de l'école à nous envoyer examiner cette enfant avec ces remarques précises : « Cette enfant se montre abso-

(1) *Traité de médecine*, Charcot-Bouchard (art. *Épilepsie*). Paris, Masson.

lument anormale à l'école, elle a en classe des mouvements brusques et désordonnés que rien n'explique. Tout à coup, sans raison, elle pousse l'une de ses compagnes, elle mord l'autre, circule en frappant du pied et suit rarement ses leçons. D'ailleurs, M... a 11 ans passés, elle devrait être en première ou du moins en deuxième classe, et elle suit mal la sixième à cause de la singularité et de la bizarrerie de son caractère. »

A l'examen médical, cette enfant s'est montrée instable, ayant de l'insuffisance intellectuelle (1) et des impulsions; de plus, c'était une épileptique, sur l'état de laquelle des accès de somnambulisme, ainsi que d'autres symptômes non moins démonstratifs, ne laissent aucun doute.

*
* *

Quand les anomalies mentales d'origine épileptique succèdent à une crise convulsive complète ou à une crise larvée, ce sont alors des états post-paroxystiques.

On sait en effet qu'un véritable état d'obnubilation mentale succède souvent à ces crises. Cet état succédant à une crise bien caractérisée est facile à reconnaître; mais si celle-ci reste ignorée (soit que les parents la dissimulent, soit qu'ils l'ignorent eux-mêmes, ce qui arrive souvent pour les crises qui se produisent de préférence la nuit), l'éducateur en est

(1) Dans notre enquête pour apprécier la mentalité de cette enfant, nous avons noté, entre autres faits, sa difficulté à apprendre la lecture de l'heure. Une année avait été nécessaire pour cette acquisition! Voilà, en passant, un bon signe de défectuosité mentale.

alors réduit à des suppositions sur l'origine de cet obscurcissement de l'intelligence. Les crises nocturnes peuvent se répéter plusieurs nuits de suite ou parfois être assez régulièrement espacées pendant des mois et des années. On conçoit que cette obnubilation de l'intelligence puisse constituer un état pour ainsi dire permanent. Des enfants de ce genre sont parfois qualifiés d'inintelligents, ou d'arriérés, ce qui est d'ailleurs parfaitement juste : mais ce n'est là qu'un symptôme, dont il faut rechercher la cause profonde avec d'autant plus de soins que celle-ci peut être curable et en tout cas améliorable. Grâce à des soins, on eût pu, sans aucun doute, diminuer le nombre des crises, ou s'opposer à la déchéance intellectuelle, qui arrive progressivement par la persistance ou la répétition de l'état post-paroxystique.

Le fond commun de ces états d'obnubilation est une sensible inaptitude au travail intellectuel, avec asthénie, céphalée, etc. En classe, à la suite de ces crises qui ont passé inaperçues, le petit écolier paraît, durant quelques heures ou quelques jours, endormi et alourdi ; la mémoire se montre brusquement très paresseuse, l'attention est émoussée et toute l'intelligence embrumée. Le maître trouve que l'enfant « n'y est pas » ; il s'aperçoit à une foule de menus détails que cet écolier est autre qu'il n'était la veille, et cependant rien dans les apparences générales de la santé (sauf peut-être un peu de pâleur) ne justifie ces modifications très profondes au point de vue scolaire. Aussi les explique-t-on volontiers, à l'école et dans la famille, par des suppositions plutôt malveillantes pour la moralité de l'enfant: on incrimine de mauvaises habitudes, des accès d'onanisme (plus ou moins distants selon que ces crises ignorées sont plus ou moins espacées, mais tenaces), et l'on met parfois une insistance regrettable à interroger sur lui-même un enfant qui ne peut rien dire, puisque ses crises d'épilepsie lui échappent plus encore qu'à l'entourage. Et les choses vont ainsi jusqu'au jour où quelque circonstance fortuite met sur la voie du diagnostic précis, comme nous l'avons vu dans le cas de cet enfant, élève à une école primaire de Paris, que l'un de nous communiquait en décembre 1903 à la Société de Psychologie de l'Enfant (1).

« Le jeune Cell est un garçon de 8 ans, propre, bien « tenu et d'air assez éveillé ; rien ne le distingue à pre- « mière vue d'un écolier ordinaire, et il semble même « plutôt rentrer dans la catégorie des bons élèves.

« La mère nous l'amène, parce qu'à l'école on a « constaté que cet enfant, habituellement convena- « ble, présente, à dates fixes (tous les 15 jours ou tou- « tes les 3 semaines), des périodes d'abattement : il « est alors distrait et inattentif, il reste inerte. Quand « à l'école il est ainsi, la mère observe qu'il a passé « également des nuits mauvaises, qu'il s'agite et dort « mal. De son côté, d'ailleurs, elle a simplement « remarqué que ce changement d'attitude à l'école « coïncide avec les accidents des nuits, mais elle n'a « jamais cherché dans ces agitations nocturnes la « cause de l'obnubilation mentale à l'école. Cepen- « dant, interrogée selon notre méthode ordinaire, « elle a retrouvé certains faits qu'elle avait bien vu

(1) *Bulletin*, p. 391.

« passer, mais auxquels elle n'attachait d'abord aucune « importance. Par exemple, elle se souvient que « l'enfant, qui n'urine plus au lit depuis longtemps, « reprend de l'incontinence nocturne précisément « aux époques où l'on se plaint de lui à l'école, que son « sommeil se prolonge alors davantage le matin, et « qu'au lever il reste plongé dans une demi-hébétude « facile à reconnaître.

« Si l'on ajoute que cet enfant est porteur d'une « hérédité chargée (alcoolisme et tuberculose), qu'il « présente des stigmates de dégénérescence, qu'il a eu « à 2 ans des convulsions consécutivement à une « peur, et qu'il est toujours d'un nervosisme accen- « tué, on comprendra pourquoi nous relions ces « états périodiques d'obnubilation mentale à des « crises épileptiques nocturnes. »

L'instituteur n'a observé et ne pouvait observer que l'inertie mentale périodique de son élève ; la mère, de son côté, constate la fatigue matinale et les nuits mauvaises accompagnées d'incontinence d'urine ; seul, le médecin pouvait établir entre ces états des rapports de cause à effet, et conclure en conséquence.

C'est bien là, en effet un cas d'épilepsie scolaire, mais on voit facilement en quoi il diffère du premier que nous avons rapporté.

Chez G. M., les crises sont diurnes, elles se produisent à l'école même et le maître en est le témoin, aussi est-ce lui qui les signale à la famille; chez Cell, au contraire, les crises se produisent dans la famille et à l'insu de celle-ci : on n'en voit en classe que les conséquences et le retentissement sur la mentalité de l'enfant. Dans l'un et l'autre cas, la tare n'en est pas moins profonde, et il n'importe pas moins, pour l'avenir, d'en prévoir et d'en écarter les conséquences.

* * *

Quelles sont les conséquences lointaines de cette méconnaissance si fréquente des tares épileptiques? Il n'est pas malaisé de les prévoir. Ce sont ces anormaux qui, méconnus à l'école où ils ont inutilement séjourné et brusquement transportés dans la société normale, refusent de s'y adapter, précisément parce qu'on ne les y a jamais préparés en dirigeant d'abord leur adaptation scolaire. Les cas de ce genre surabondent dans la littérature médicale et criminaliste ; nous n'y ajouterons que l'observation suivante, tirée de notre pratique, précisément parce qu'elle montre comment se développent, une fois l'adolescent lancé dans la masse sociale, les conséquences d'un état dont nos deux premières observations ne donnent que les prodromes.

« Le jeune Ledu est un garçon de 14 ans, d'aspect « robuste et physiquement bien constitué; il mesure « 1 m. 60 debout et 0 m. 80 assis. »

« Le sytème musculaire est amplement développé, « la mâchoire forte, la poitrine large: tout l'ensemble « donne une impression de force physique. La mère « est d'ailleurs une grande et forte femme. »

« L'examen anthropologique a montré un double « prognathisme maxillaire: le crâne est asymétrique « et la bosse frontale gauche plus saillante; il y a de « l'inégalité maxillaire.

Les diamètres du crâne ont :

Diamètre	antéro-postérieur maximum . . .	187
—	antéro-postérieur métopique. . .	183
—	transverse maximum	147
—	bi-auriculaire	119
—	frontal minimum	102
Hauteur du crâne		128

« La taille est certainement supérieure à la nor- « male : le rapport de taille assis à taille debout l'est « aussi. Les diamètres craniens dénotent au contraire « un faible volume encéphalique, étant donnée sur- « tout la masse du corps. Le diamètre frontal mini- « mum est étroit, et la hauteur du crâne faible ; enfin « le diamètre bi-auriculaire dénote une base rétrécie, « d'autant plus que la taille est élevée. Notons d'ail- « leurs que la hauteur à laquelle est situé le diamètre « transversal indique la persistance d'un caractère « infantile. »

« A l'école, il n'a pas eu son certificat; mais la « mère déclare qu'il travaillait bien, apprenait facile- « ment ses leçons et les répétait *mot pour mot, sans y* « *rien changer* ; il calculait bien, même de tête (on « l'exerçait au calcul mental) : il n'a presque pas « compté sur ses doigts. Aujourd'hui encore, il se « trompe rarement dans les comptes. La mère déclare « qu'il dessine bien : on lui donne un crayon et du « papier, et il crayonne grossièrement, sauf une tête « de Chinois qu'il sait à peu près profiler. Il semble plus « porté à copier qu'à inventer, et ce dans un cercle « très étroit. »

« Il y a de l'inégalité pupillaire; la voûte palatine « est nettement ogivale : les oreilles sont asymé- « triques et d'ourlets dissemblables ; les mains sont à « bout carré : onycophagie avouée. »

« Rien aux poumons: un peu d'arythmie au cœur, « et une voussure très sensible dans la région sous- « apexienne. »

« La mère déclare très nettement qu'il n'y a jamais « eu d'onanisme solitaire ou à deux: les organes sont « bien conformés. »

« A l'école, l'enfant n'était pas mal vu de ses cama- « rades, mais taciturne, et toujours très peureux : « il avait peur de son ombre. Il urinait encore « dans sa culotte à l'école, et ses camarades l'avaient « surnommé le pisseux. Il jouait plutôt seul à des jeux « au-dessous de son âge. Actuellement, son grand « plaisir est de faire flotter un drapeau, courant dans « la chambre, un revolver de plâtre au poing : c'est « un jeu dont il ne se fatigue jamais. En général, il « aime le mouvement, est toujours à tracasser, « arrangeant un meuble, dérangeant, etc. ; d'ailleurs, « il veut travailler et gagner de l'argent.

« Peu de mémoire : il lui arrive souvent d'oublier « les choses qu'on lui a dites et parfois celles qu'il a « faites depuis peu. — Depuis quelques mois, il a « besoin de fumer.

« Son hérédité est assez chargée. Le père (41 ans), an- « cien soldat colonial, est un fiévreux qui buvait et « boit encore, surtout de l'absinthe. La mère est bien « portante, mais son père, alcoolique, s'est pendu; « un de ses frères (oncle maternel de l'enfant), qui « était coureur et buveur, s'est pendu pendant son « service aux hussards; un autre est encore vivant et « se plaint d'étourdissements. Ses sœurs sont mor- « tes en bas âge.

« A la conception, le père était ivre: l'accouchement « a été normal, l'enfant très lourd (5 kgr. 750) a res-

« piré de suite ; nourri au sein jusqu'à 10 mois ; peu « de diarrhée ; marche à 18 mois, mais très lent à « apprendre à se tenir. Il a parlé à 2 ans, difficile- « ment ; très longtemps malpropre ; à 10 ans, il urinait « encore au lit toutes les nuits, et parfois dans sa « culotte le jour. Toujours il s'est plaint de fréquents « maux de tête.

« A 9 ans, il a eu quelques accès de somnambu- « lisme : il se levait la nuit, s'habillait complètement, « et se recouchait tout habillé dans le lit où il dormait « à côté de son frère : c'est celui-ci qui a averti de ces « accès, dont l'enfant ne gardait aucun souvenir. Après « trois ou quatre accidents de ce genre, la mère l'a « conduit à un dispensaire, où on lui a donné une « potion qui a fait cesser les accès. »

« A 12 ans, il a eu quelques hallucinations visuelles « et auditives ; son père, qui a fait les campagnes « du Tonkin, lui avait raconté des histoires de ba- « tailles, de têtes coupées, etc. Quand l'enfant était « dans une pièce obscure, il voyait dans les coins « sombres des têtes coupées de Chinois, comme « celle qu'il nous a dessinée : il savait que ces « têtes n'existaient pas, mais il les voyait le « regarder ; en même temps, il se faisait en lui- « même des réflexions, et ces têtes y répondaient, « toujours en lui, car il savait bien qu'elles ne « parlaient pas, mais c'était comme si elles avaient « parlé. »

« Vers la même époque, en 1901, se sont produits « plusieurs accès, qu'il décrit ainsi : Son patron l'en- « voyait, par la grosse chaleur, faire des courses « urgentes ; l'enfant se pressait, se fatiguait et à un « moment se sentait obligé de s'asseoir de suite où

« il se trouvait, et il semblait qu'il perdait con-
« naissance un petit moment. Il repartait ensuite,
« non sans s'apercevoir qu'il avait un peu uriné et
« éprouver un fort mal de tête. Cela s'est renouvelé
« deux ou trois fois et l'a beaucoup fatigué : ses
« parents l'ont alors retiré d'apprentissage. »

« Peu après, il a voulu travailler au métier de cor-
« donnier de son père, mais celui-ci refusait de lui
« confier de l'ouvrage, parce qu'il ne voulait pas sui-
« vre ses indications; l'enfant a été alors travailler aux
« Halles, puis s'est laissé attirer chez une cordon-
« nière de son quartier, chez laquelle il est resté
« travailler plusieurs jours : sa famille, avertie, l'a
« ramené à la maison. »

« En janvier 1902, manquant encore d'ouvrage, il
« demanda à être réveillé la nuit pour aller travail-
« ler aux Halles : on refuse ; il part en cachette et
« reste ainsi trois jours, couche chez Fradin, récolte
« de la vermine et enfin se réfugie chez une de ses
« tantes, qui le ramène à la maison. »

« Dernièrement, le 17 avril 1902, il quitte l'atelier
« avec sa paie (26 francs), qu'il avait, d'après ses
« dires, perdus au moment de prendre le tramway
« (la mère le conteste); il s'en va alors aux Halles,
« au lieu de rentrer chez lui, charrie des colis, fait
« des courses, etc. : mais on a, de lui, peu de détails
« sur ce qu'il a fait durant ce séjour aux Halles. —
« Arrêté le 24, pour vagabondage, le juge d'instruc-
« tion, ne relevant rien de grave, l'adresse au Patro-
« nage, pour y être examiné par le service médical
« et placé s'il y a lieu. C'est là que nous l'avons vu
« et lui avons fait conter son histoire. »

Il semblerait superflu, après tout ce qui précède, d'expliquer ce cas et d'insister sur l'avenir de cet adolescent, à intelligence limitée, incapable de réfléchir, et qui reste, en somme, aux confins de l'instabilité. Les quelques idées qu'il a pu récolter depuis son enfance ne vont pas loin : c'est un mince bagage, et qui lui rend fort difficile l'adaptation sociale. Sa mémoire, d'ailleurs, ne saurait compenser son défaut d'intelligence, car elle aussi, après s'être développée au début, s'atrophie. Il retenait autrefois, nous dit la mère, « mot pour mot » certaines leçons (le fait est à noter) : aujourd'hui, il ne peut guère retenir plus de quatre chiffres à la fois.

Ce qui résulte de tout ce qui précède, c'est que cet enfant mentalement anormal, qu'on eût peut-être pu réformer autrefois, a grandi sans qu'on s'occupe de lutter contre ses tares organique et mentales, sans qu'on s'efforce de lui développer l'esprit et de lui dresser la volonté. Aujourd'hui, par la force des choses et par le simple jeu des anomalies, il devient, hors de sa famille, un danger social.

Il est facile de prévoir ce qui arrivera si l'on ne réussit à réformer tout cela : n'est-il même pas, dans ce cas particulier, déjà un peu tard ?

*
* *

C'est à dessein que nous nous sommes bornés à présenter quelques types d'épileptiques, au lieu de décrire d'une façon générale ce que quelques auteurs appellent parfois le *caractère épileptique*, et qu'ils attribuent même à des enfants chez lesquels ils n'ont jamais constaté de crise.

De quels éléments serait composé ce prétendu caractère épileptique ? L'épileptique serait instable, facilement irritable, impulsif et sujet à de brusques explosions de colère, querelleur et rancunier, égoïste et vindicatif, etc. ; il serait entêté, capricieux, sans suite dans les idées, etc. : toutes choses expliquant pourquoi le petit épileptique est, selon l'expression de Falret, « difficile à vivre ».

Ce sont là, dit-on, des troubles permanents à placer à côté des troubles paroxystiques et post-paroxystiques.

Sans doute, nous ne contestons pas que l'écolier épileptique puisse avoir ou ait cette mentalité, mais en tout cela quoi de propre à l'épilepsie ? Et d'où prend-on, même rencontrant plusieurs de ces signes réunis chez le même sujet, le droit de l'étiqueter épileptique ? Ce n'est pas l'entêtement de l'arriéré qui sera spécial à l'épileptique, ni l'égoïsme de l'amoral, ou de l'instable, ni les colères impulsives de ce même sujet, etc. Ces troubles se retrouvent chez tout névropathe ou déséquilibré : c'est un état qui s'exprime par l'exagération des sentiments, le caractère ingouvernable des impulsions, l'inaptitude à écouter les avis et à se laisser diriger par les motifs auxquels obéissent normalement les enfants. Mais ces signes ne sont pas spéciaux à l'épilepsie : ils sont l'expression de la névropathie dont souffre l'écolier, et qui est, elle, le fond primitif de la nature de l'enfant.

D'autre part, névropathie et épilepsie étant de la même famille (1), il ne faut pas s'étonner de voir

(1) Féré, *La Famille névropathique*, Paris, F. Alcan.

coexister leurs signes chez un même sujet. Il n'existe, en résumé, rien qui autorise leur confusion.

A cela, les partisans du caractère épileptique ne manqueront pas d'objecter qu'on ne saurait nier que certaines colères, certains actes impulsifs sont nettement épileptiques. C'est juste, mais alors il faut bien distinguer, d'une part, l'impulsivité et la colère, manifestations paroxystiques et par conséquent ne pouvant rentrer dans les caractères permanents ; et d'autre part, l'impulsivité et la colère, expressions d'un tempérament névropathique et par conséquent nullement caractéristiques de la seule épilepsie.

Il y a colère et colère. Qu'un enfant irritable soit en même temps irascible, que sa patience soit rapidement usée, et qu'alors il ait une manifestation subite de colère, cela ne constitue pas une forme épileptique. Combien d'enfants fort bien doués, nullement névropathes, ont de ces réactions qu'on peut dire normales ?

La colère épileptique se manifeste, au contraire, par des réactions hors de proportion avec la cause provocatrice. Elle est absurde ; c'est souvent un véritable délire, un transport : sous cette forme explosive, elle est évidemment morbide et mérite l'épithète d'épileptique. Mais alors on ne peut pas dire que de tels accès de colère constituent un état permanent, ce sont, en somme, des états paroxystiques, des équivalents de la crise convulsive.

II

L'Écolier hystérique.

L'hystérie, comme l'épilepsie, n'est pas moins polymorphe chez l'enfant que chez l'adulte ; elle peut revêtir, d'un sujet à un autre, les aspects les plus divers. Qu'on lise, pour s'en rendre compte, les études sur cette névrose, si souvent étudiée durant ces dernières années !

Pour l'écolier hystérique, comme pour l'épileptique, nous n'avons à nous occuper ici que des manifestations mentales et scolaires de sa névrose ; c'est donc le seul côté pour lequel nous ayons à nous reférer aux études classiques : encore faut-il noter que nous ne cherchons à mettre en lumière et à décrire ces manifestations mentales que chez l'enfant à la période scolaire.

Kaler est l'un des rares auteurs qui aient considéré l'hystérique surtout au point de vue scolaire : « D'une constitution généralement délicate, d'une mine éveillée, le regard curieux et fureteur d'une figure mobile, où se peignent et se succèdent les impressions les plus variées : voilà sous quel aspect ces enfants se présentent en général à notre observation. Et de fait, les parents déclarent qu'ils sont intelligents et curieux, qu'ils posent beaucoup de questions. Ils seraient, disent-ils, les premiers de l'école si ces qualités n'étaient pas largement compensées par de grands défauts. Ils apprennent facilement, mais ils oublient aussi vite, parce qu'ils sont très étourdis et qu'il est difficile de fixer leur attention.

« Ils se font remarquer par l'inconstance de leur humeur, leur irritabilité et leur versatilité. Ils rient et pleurent sans motif appréciable et à quelques secondes d'intervalle. Leurs désirs sont violents, ils se mettent en colère, frappent du pied, ou parfois se roulent sur le plancher quand on ne les satisfait pas tout de suite. L'amour-propre hystérique les pousse à se distinguer de leurs camarades par des particularités quelconques. Les petites filles sont d'une coquetterie extraordinaire pour leur âge ; les petits garçons ont une tendance marquée au féminisme : ils jouent à la poupée et ne manifestent qu'un dégoût presque insurmontable pour les jeux plus bruyants de leurs camarades. »

L'enfant hystérique « joue d'instinct la comédie » (J. SIMON) ; il va tout naturellement au mensonge et à la dissimulation, tantôt, comme le remarque Bernheim, à cause de sa grande suggestibilité ; tantôt, comme nous aurons à le montrer plus loin, à cause des perturbations de son organisme qui déforment sa mentalité.

Nous retrouvons décrit ce besoin de paraître et de

tromper, dans la plupart des auteurs. Kovalesky (1), qui a bien étudié ce côté de l'esprit hystérique, cite en particulier une enfant qui racontait à sa maîtresse d'école qu'on la laissait mourir de faim chez elle et qui donnait au cours de son récit nombre de circonstances et de détails minutieux capables de prouver la véracité de ses dires. Elle déclarait en outre qu'on l'empêchait de dormir, qu'on ne la changeait jamais, que son linge était toujours sale et dégoûtant (ce qui était vrai), etc., etc.

Or que direz-vous, ajoute Kovalesky, quand on vous aura appris que cette petite fille refusait depuis 3 ou 4 jours toute nourriture dans le but de se faire maigrir; qu'elle se soumet elle-même exprès à la torture de l'insomnie, cache son linge propre, salit celui qu'elle porte sur son corps et tient pendant des mois entiers une chemise sale sur une table afin qu'elle se transforme en haillons. Pourquoi, dans quel but?

Dans celui tout simplement de se rendre intéressante et de devenir l'objet des conversations générales. Et, de fait, elle devient ainsi l'héroïne du jour: on la choie, on la flatte. Pour attirer l'attention générale sur elle, cette enfant est capable de mentir sur tout, sur tous et même sur elle-même. La pensée de couvrir ses parents de honte sans aucune raison ne l'inquiète nullement, elle n'y pense ni avant, ni après l'incident. Elle reste indifférente et passive, car son sens moral est émoussé.

Ce sont ces mêmes enfants qui, dans les narrations qu'ils ont à faire en classe, choisissent de pré-

(1) Kovalesky, *Psychologie criminelle*, Vigot, 1903.

férence les sujets où ils pourront eux-mêmes se mettre en scène, se donner le beau rôle à jouer, se représenter comme des chefs ou comme des héros. Ont-ils à imaginer la description d'un incendie, ils décrivent un incendie imaginaire, mais ils se représentent au lecteur (et peut-être à eux-mêmes) comme ayant assisté à toutes les phases et suivi toutes les péripéties. Ils se mêlent à tous les secours, participent aux sauvetages, arrachent eux-mêmes aux flammes un vieillard infirme ou un enfant au berceau, le remettent sain et sauf entre les mains des spectateurs enthousiasmés par leur courage et aussitôt après se retirent modestement, comme dans les faits divers des journaux, pour échapper aux ovations enthousiastes de la foule.. Il y a (comme nous verrons en examinant les mensonges d'enfants) quelque chose de morbide dans les imaginations de ce genre : on les admire souvent beaucoup trop en classe, on les cite même à imiter : il faut, au contraire, s'en défier et les surveiller.

Jusqu'à quel point d'ailleurs ces enfants ne sont-ils pas dupes de leur imagination et de leurs fables ? Il est bien difficile de le dire : l'auto-suggestibilité n'est-elle pas chez eux, comme chez l'adulte, un des symptômes cardinaux de l'hystérie ?

D'autre part, ces mêmes enfants, qui éprouvent perpétuellement le besoin de mettre ainsi leur petite personnalité en évidence, subissent facilement les impressions extérieures et se laissent souvent suggestionner (1) par leur entourage scolaire. Le

(1) Delporte, *Étude médico-psychologique sur les altérations du caractère chez l'enfant*, 1901, Thèse, Paris.

petit hystérique est grand imitateur des actions bonnes ou mauvaises qu'il voit faire auprès de lui (1) : au contact des écoliers vicieux il subit donc leur influence plus qu'un autre enfant et se laisse très facilement entraîner.

En dehors de sa facilité à subir les impressions extérieures, il est fantasque, capricieux, volontaire. Il est faiseur d'histoires et simulateur, il est déjà prétentieux...., exagéré dans ses manifestations affectives, il est souvent emporté, colère, méchant même, ayant l'amour de la contradiction, affirmant aujourd'hui ce qu'il niait hier et toujours avec autant d'énergie, — peut-être même autant de bonne foi : aussi survient-il souvent, entre le professeur et les élèves de ce genre, d'interminables discussions, d'autant plus vives que le petit hystérique, malgré son caractère superficiel, est souvent d'intelligence remarquablement agile.

Quelle peut-être, à l'école, l'attitude de ce malade ? Il est facile de le prévoir. Bizarre, fantasque, il émet les idées les plus invraisemblables et les plus baroques, il se vante de prouesses imaginaires et il a surtout des préoccupations fort au-dessus de son âge : la mort, la maladie l'impressionnent énormément.

Dans sa vie sentimentale, ce petit hystérique est profondément jaloux, au point d'en être malade ;

(1) Il ne s'agit pas ici de la suggestibilité naturelle à tout jeune enfant, mais d'une forme tout à fait exagérée de cet état d'esprit. « Une très forte suggestibilité est, en effet, naturelle à l'enfant, elle fait partie de sa psychologie normale au même titre que le sentiment de la peur ; mais le développement régulier des fonctions intellectuelles et morales diminue progressivement cette suggestibilité enfantine, sans qu'il soit le plus souvent nécessaire d'aider l'œuvre de la nature. » A. Binet *la Suggestibilité*, Schleicher, 1900, p. 390.

excessif aussi bien dans ses antipathies que dans ses affections. Enfin, de temps en temps, on le voit se livrer à des accès de colère non motivée et qui, sans être aussi furieuse que celle du petit épileptique, n'en est pas moins typique.

Son appétit est médiocre, capricieux comme le reste, son sommeil est agité, il a des terreurs nocturnes et des accès de somnambulisme. De temps en temps, les petits hystériques présentent des crises de méningisme qui doivent attirer l'attention. Ils ont de même de violents maux de tête, non moins importants pour le diagnostic.

On voit par ces descriptions, où se rencontrent des symptômes multiples et souvent très divers, combien les caractères de l'hystérie infantile sont polymorphes et variables. Ce qui se dégage cependant de tout le tableau précédent, c'est que l'écolier hystérique présente avant tout deux manifestations plus particulières : un amour-propre naïf et inconsidéré, et une habituelle exagération des réflexes psychiques.

La première résume nombre des particularités mentales relevées chez l'écolier hystérique : le besoin de paraître, de tromper, de mentir, de se rendre intéressant, de discuter, etc. : elle a donc son importance.

La seconde nous semble moins significative de la névrose hystérique, car cette exagération des réflexes psychiques se retrouve chez tous les névropathes.

C'est pourquoi, dans tous les cas où il y aura lieu d'interpréter des manifestations scolaires du genre de celles que nous venons de décrire, on devra recueillir près de la famille le plus possible de renseignements complémentaires, et très souvent l'on apprendra ainsi que ces enfants, si courageux en théorie, ont peur de tout, n'osent s'endormir sans lumière, ne peuvent faire un pas dans l'obscurité ; que leur sommeil est agité et inégal comme tout en eux, etc.

Pour autoriser le diagnostic d'hystérie, il est donc nécessaire de dégager un ensemble où figurent de ces stigmates nets et indiscutables (que nous n'avons pas à énumérer ici). C'est là un point que M. Babinski a bien mis en lumière (1), et l'analyse des faits nous conduit ici à la même constatation qui nous a fait également rejeter le caractère hystérique.

Il ne suffit pas en effet de ces symptômes plus ou moins vagues avec lesquels on a pris l'habitude de constituer l'ensemble mal défini qu'on appelle caractère hystérique : il faut un ensemble plus net pour autoriser à ranger un écolier parmi les hystériques.

On doit en dire autant de ce qu'on appelle parfois l'hystérie fruste : le Dr Saint-Philippe (2) se contente, pour porter le diagnostic d'hystérie chez un enfant, de constater, par exemple, des terreurs nocturnes, ou d'autres symptômes communs à l'hystérie et à d'autres

(1) (*Leçon à la Pitié*, in *Revue de l'Hypnotisme*, 1904, p. 61.) — D'autre part, le seul fait d'avoir décelé l'hystérie chez un écolier ne doit pas induire à qualifier de symptômes hystériques toutes les tares mentales qu'on rencontre chez cet écolier, car ces symptômes peuvent appartenir aussi à d'autres états morbides.

(2) *Traité des maladies de l'enfance*, Grancher-Comby (art. *Hystérie*). Paris, Masson, 1903.

états morbides infantiles. Mais il conseille, en ces cas, de parler simplement d'hystérie fruste et incomplète. Sans discuter ici la question de savoir s'il peut exister un état hystérique qui ne le soit qu'à moitié, contentons-nous de rappeler que dans la pratique scolaire, au point de vue médico-pédagogique, on ne peut procéder ainsi.

Ce qu'il faut obtenir, c'est que l'attention du maître (et des parents) soit éveillée et s'inquiète en présence d'une ou plusieurs de ces manifestations que nous venons de décrire et surtout des deux caractères prépondérants : amour-propre et exagération des réflexes psychiques. Toutes les fois qu'on découvre nettement ces symptômes chez un écolier, on doit immédiatement l'inscrire sinon parmi les hystériques, du moins parmi les écoliers à soumettre à l'examen biologique et mental. Ce sera ensuite au médecin qu'il appartiendra de rechercher s'il y a vraiment des stigmates propres à la seule hystérie et si cet écolier a présenté à quelque moment d'autres signes de cette névrose. C'est aussi au médecin qu'il appartient de vérifier si les manifestations qu'on lui signale relèvent vraiment de l'hystérie, ou si elles n'appartiennent pas, au contraire, à une autre maladie.

En agissant avec cet accord, éducateurs et parents préviendront souvent les redoutables échéances qui menacent l'avenir du petit hystérique, quand on ne le soigne pas. Il est nécessaire, surtout chez les petites filles, de diagnostiquer le plus vite possible un état nerveux déjà net, quoique au début, et qui peut devenir une hystérie à grand éclat. Un peu de prévoyance durant cette période suffira souvent à écarter les redoutables et dangereuses manifestations de l'hystérie à l'époque de la puberté. L'enfance est l'âge auquel l'hystérie est encore curable : quand on a affaire à des écoliers de ce genre, il ne faut jamais oublier la formule de Charcot : « l'hystérie chez l'enfant ne tient pas ».

La période scolaire est donc pour le petit hystérique particulièrement importante à surveiller. Là encore, il ne faut pas oublier que le traitement de ces écoliers mentalement anormaux doit être à la fois médical et pédagogique. L'éducateur surtout, conseillé par le médecin, doit surveiller et diriger la croissance mentale et morale de ces enfants, l'influence de l'école pouvant être sur ces natures tout à fait bonne ou très mauvaise.

Le bon côté de l'école, c'est que l'influence du maître et des camarades efface les inégalités de caractère et substitue la régularité d'une classe bien dirigée et la pondération d'un régime scolaire normal au déséquilibre de la mentalité de ces enfants. — Le mauvais côté, c'est que l'école cultive volontiers, et que les punitions et autres procédés disciplinaires exagèrent souvent la crainte, l'amour-propre et d'autres réactions psychiques propres à l'hystérie. Un éducateur intelligent doit savoir diriger l'instruction de ces enfants de manière à leur atténuer les mauvais effets du milieu scolaire, tout en les faisant largement profiter des bons.

Faut-il en conclure qu'il y ait avantage à laisser les petits hystériques fréquenter les classes au même titre que les enfants normaux ?

Ne soyons pas trop absolu sur ce point. Tout est ici affaire de tact et de mesure, car l'écolier hystérique, sur qui l'ambiance, bonne ou mauvaise, exerce tant d'influence, réagit à son tour sur son milieu et lui aussi influence les petits camarades avec lesquels il vit à l'école. Il sera donc prudent d'examiner en chaque cas particulier si l'intérêt du petit hystérique ou l'intérêt de ses camarades de classe n'exige pas qu'on l'en retire pour le soumettre à une éducation spéciale.

Les médecins et nombre de pédagogues connaissent l'épidémie de tremblement hystérique qui se produisit, en 1896, dans une école de Zurich, et qui a été décrite par Leuch précisément pour signaler les inconvénients que présente le séjour à l'école de certains enfants hystériques. Une fillette de neuf ans, arrivant d'une école de Berne où avait auparavant sévi une épidémie analogue, fut placée dans une classe d'une école de Zurich. Bientôt cette enfant se mit à trembler et, tout d'abord, contamina ses trois voisines immédiates. Le médecin de l'école estima aussitôt que ces quatre enfants devaient être renvoyées de l'école : mais son avis n'ayant pas été suivi, bientôt le même tremblement se déclara chez douze autres élèves de la même classe. L'épidémie passa ensuite à une autre classe, où elle frappa quatre élèves... et finalement, sur 133 élèves, 26 enfants (25 filles et 1 garçon) présentèrent du tremblement hystérique. Cependant, chez la plupart de ces enfants, on ne décela ni tare ni hérédité nerveuse.

Cet épisode, bien connu des éducateurs et surtout des médecins, montre qu'il est parfois nécessaire d'isoler l'écolier hystérique dont les tares sont trop accentuées ou se manifestent trop bruyamment. L'intérêt des écoliers normaux exige alors qu'on les prémunisse contre de tels accidents et qu'on évite ces occasions d'éveiller chez eux des anomalies latentes. Là encore, pour résoudre des cas de ce genre, la part contributive de l'éducateur est souvent aussi importante que celle du médecin. C'est qu'en effet le maître, journellement en contact avec ces petits malades, est souvent à même d'apprécier dans quelle mesure les manifestations bruyantes de la névrose hystérique sont de nature à déteindre sur la mentalité des voisins de cet écolier malade.

CHAPITRE IV

États intermédiaires ou subnormaux

Anomalies frustes; anomalies latentes; quelques types de subnormaux. — Différence entre la résistance cérébrale chez un normal et chez un subnormal. — Les anomalies transitoires: leur fréquence à l'école.

Les types d'écoliers mentalement anormaux décrits dans les chapitres précédents sont assez faciles à caractériser, et il est relativement aisé de les reconnaître et de les distinguer d'avec les normaux. Mais, entre ces enfants et les écoliers ordinaires, on peut, en fait, rencontrer tous les types de transition.

Il existe toute une série d'anomalies intermédiaires, qui prouve bien, là comme toujours en pathologie, l'impossibilité matérielle de dire strictement où commence et où finit l'anomalie nette et indiscutable : les cas limites étant toujours difficiles à caractériser et par conséquent à classer.

Pour étudier ces cas limites et les interpréter pratiquement, il faut garder toujours présent ce principe, que l'*anomalie mentale commence dès qu'il existe une sensible infirmité du système cérébral et un manque d'adaptation consécutif à cette infirmité.*

Tous les enfants qui ne tombent pas sous cette règle générale doivent être laissés hors de notre classification. Ils sont mentalement normaux, ou tout au plus douteux et à mettre en observation.

En ce dernier cas, c'est une surveillance intelligente qui permettra seule de décider si ces écoliers doivent rester parmi les normaux ou s'ils rentrent décidément parmi les subnormaux ou les anormaux.

Mais il serait vraiment prématuré, tant que cette vérification n'aura pas décidé de leur sort, de stigmatiser certains écoliers d'une épithète d'anomalie qu'ils n'auront peut-être jamais !

Est-il besoin d'indiquer ici tous les inconvénients qu'il existe à qualifier inconsidérément d'anormal un écolier normal ?

C'est pour les mêmes raisons que nous croyons abusif — et même antipédagogique — d'appeler *Anormaux* des enfants dont la faible anomalie est facile à guérir ou à compenser, et que très souvent suffit à guérir un traitement léger, pédagogique autant que médical.

Comme il est cependant nécessaire de soumettre ces enfants à un régime spécial, soit pour arrêter ces débuts d'anomalie, soit pour empêcher leur développement, et comme il faut, par conséquent, ne pas les assimiler à tous points de vue aux écoliers dont la mentalité est normale, nous proposons de les appeler des *Subnormaux.*

I.

Qu'est-ce qu'un subnormal ?

La meilleure manière de l'expliquer est peut-être d'en décrire quelques types.

Le groupe des subnormaux comprend d'abord des diminutifs très atténués de la plupart des types que nous avons précédemment décrits. L'éducateur et le médecin doivent par conséquent classer dans ce groupe, les écoliers dont l'instabilité ou l'arriération mentale sont légères, quoique indéniables ; ceux dont l'épilepsie est à peine visible, dont l'asthénie est plutôt superficielle que profonde, etc.

Dans la catégorie des instables, par exemple, le subnormal est un écolier qui n'est pas précisément un instable défini, mais qui est en train de le devenir. C'est plutôt un nerveux, « un paquet de nerfs », disent ses parents. Il est impressionnable, irrégulier, sensitif, etc., et cependant on ne peut pas dire qu'il manifeste le bruyant déséquilibre de l'instable. Il n'a ni ses rébellions, ni ses brusques mobilités, ni son inconstance de caractère. En un mot, il n'est pas difficile à vivre. Cependant on sent très bien qu'il n'est pas dans la normale, d'où, sans faire nettement fausse route, il s'écarte toujours. Aussi a-t-il le sentiment que le moindre agent provocateur (maladie, affection chronique, énervement continu), à quoi le normal résiste sans peine, suffirait pour accentuer et caractériser nettement l'anomalie encore indécise de cet enfant (1).

Ceux qui observent de tels enfants, comme nous avons souvent à les voir, en des milieux aussi divers que la bourgeoisie et la classe ouvrière, savent que le lycée et l'école primaire, à cause même de leurs différences, influent tout différemment sur l'attitude du même écolier subnormal. A l'école primaire, si la surveillance n'est pas stricte et aidée par la famille, certaines anomalies frustes s'exagèrent sous la moindre influence et se développent rapidement; on les voit vite prendre toute leur ampleur. Dans l'atmosphère du lycée, au contraire, ces mêmes anomalies naissantes restent volontiers stationnaires ou bien s'atténuent, se compensent et même finissent par disparaître, car on s'occupe intelligemment du petit subnormal.

C'est que, dans les familles ouvrières, la mère comme le père sont trop souvent obligés de travailler chacun loin de leurs enfants. Ceux-ci manquent donc des mille secours intellectuels, des directions morales que le petit lycéen trouve dans la conversation de ses parents, dans leur surveillance, dans le soin avec lequel on vérifie son carnet de classe et on contrôle ses devoirs. Il est toujours plus facile à un enfant d'ouvriers de

(1) Sur ce point nous aurons à être plus explicites dans quelques pages.

manquer l'école sans qu'on s'en aperçoive (1). Si un enfant aisé est retardé dans ses études par quelques absences ou par une maladie, les leçons particulières suppléent rapidement et le remettent vite au niveau de ses camarades. L'enfant d'ouvriers, surtout s'il est pauvre, n'a rien de tout cela. Bien plus, comme la rue lui est ouverte, il en use largement, s'en fait son domaine, vagabonde, y séjourne et s'y crée des relations douteuses. Même quand il ne va pas jusque-là, son organisme s'y énerve, il y apprend volontiers à fumer, ou même à boire, usant ainsi les dernières résistances d'un système nerveux déjà entamé; toutes choses qui contribuent à développer son anomalie naissante.

Que ces différentes causes continuent d'agir sur cet écolier *subnormal*, et il aura vite fait (d'autant plus vite qu'il offrira moins de résistance) de verser complètement dans le groupe des vrais anormaux.

A un autre groupe de subnormaux appartiennent ces petits malades que le docteur Marcel Manheimer (2) décrit dans ses différents types de dégénérescence mentale et que Thulié catalogue sous le titre d'*excentriques* ou d'*originaux* : goûts, habitudes, sentiments, tout est bizarre chez ces écoliers. Ce sont des enfants qui semblent « intelligents, et cependant ils émettent les jugements les plus inattendus. A l'école, on les

(1) Chacun sait combien la surveillance familiale est parfois relâchée autour de ces enfants ; les parents eux-mêmes n'hésitent pas à l'avouer, et nous en entendons bien souvent à la Clinique médico-pédagogique déclarer que l'enfant qu'ils nous amènent a réussi, durant des quinzaines entières, à *canner* (manquer) l'école à leur insu.

(2) *Troubles mentaux de l'enfance*, Paris, 1899.

voit sans cesse en lutte avec leurs éducateurs ; ils ne font, d'ailleurs, rien comme leurs camarades et cherchent toutes les occasions d'attirer sur eux l'attention. Ils fatiguent leur entourage de questions déconcertantes ; leurs devoirs écrits sont conçus et dirigés d'une manière étrange, surtout dans leur forme, car le fond est souvent soigné. A l'école, on les connaît déjà sous les sobriquets de *fous*, *toqués*, *cerveaux brûlés*, *hurluberlus*, etc. — Dans la suite ils feront des déséquilibrés véritables. »

A côté de ces subnormaux, d'autres se rapprochent plutôt de la classe des *arriérés*.

A l'école, ce ne sont pas encore précisément des arriérés, mais ils présentent quelque chose d'indéfinissable et que leurs camarades aussi bien que leurs maîtres ont vite fait de remarquer. L'écolier qui vit ainsi en marge de l'arriération est presque en tout un simple, un naïf, un benêt : ce qui n'empêche pas quelques aptitudes brillantes. Mais à côté d'elles, que d'irrémédiables lacunes dans son intelligence, de trous et de vides qu'on ne peut combler. Il manque de savoir-faire, de souplesse et d'à-propos partout où ces qualités sont nécessaires : il les développe, au contraire, où elles ne peuvent servir de rien. Aussi maîtres et élèves le tournent en ridicule à l'envi : c'est le *patito* de la classe.

Veut-on maintenant un type de subnormal dans la catégorie des *asthéniques* ? C'est là que nous rangerions volontiers celui que Raux (1) décrit comme un enfant à l'esprit lourd et paresseux, peu habi-

(1) *Nos jeunes détenus*. Storck, Paris, 1902.

tué à l'effort mental. L'étude ne lui plaît qu'à demi et il n'aime pas à chercher, se souciant peu de trouver et restant presque insensible à l'émulation. Il lui faut des aliments préparés et comme digérés.

Faire quelques problèmes faciles, sans effort de réflexion ou copier des devoirs de grammaire, en belle écriture, serait son exercice favori. Tout ce qui flatte sa paresse d'esprit lui plaît; il se berce dans une espèce de torpeur intellectuelle, donnant volontiers toute son application aux minuscules détails des devoirs, aux marges et aux tirets des feuilles de composition, à la forme de l'écriture, etc., pourvu qu'on n'exige rien de lui quant au fond et à la pensée.

Enfin, dans un autre ordre d'idées, le subnormal peut être encore un enfant plus jeune que son âge : « il est si enfant », disent les maîtres ou les parents, et avec raison, car les subnormaux de cette catégorie sont des infantiles d'esprit et de corps. Ils représentent (et c'est ce qui montre combien la chaîne des anomalies est ininterrompue) le degré le plus atténué du myxœdème ou de l'insuffisance thyroïdienne(1). C'est un de ces types que décrit M. Apert (2) quand il parle de ces enfants qui peuvent conserver à un âge avancé non seulement un corps d'enfant mais aussi un cerveau d'enfant; non seulement un développement physique inférieur à celui de leur âge, mais encore une intelligence incapable d'acquérir

(1) On en trouvera de nombreuses observations dans les comptes rendus de Bicêtre. *Progrès médical*, Paris.

(2) *Enfants retardataires*, Paris, 1902.

l'expérience et le sérieux qui distinguent les raisonnements d'un adulte de ceux d'un enfant.

Cet état d'infantilisme, que tous les éducateurs on eu l'occasion d'observer, se continue plus tard, dans l'existence de ces enfants arrivés à l'âge d'être adultes, sans être devenus adultes; ce sont actuellement des écoliers moins avancés que leurs camarades du même âge ; ce seront plus tard des hommes dont l'intelligence sera celle d'un enfant, mais d'un enfant intelligent.

Là encore le médecin et l'éducateur ont affaire à des sujets qui, sans réaliser un type franc d'écolier anormal, s'éloignent sensiblement des écoliers normaux ; ils sont à un stade intermédiaire, et c'est précisément la nature intermédiaire de son état psychique qui caractérise tout subnormal, à quelque classe qu'il appartienne.

II

Si l'on voulait caractériser d'une façon générale la mentalité de ces écoliers, on pourrait dire que leur système cérébral reste en état d'équilibre instable : ils ont plus que la tendance à une maladie et l'on peut aller jusqu'à dire qu'ils la commencent. En effet, loin d'avoir une mentalité et un système nerveux intacts, ils sont déjà touchés : pas assez pour être déjà des francs anormaux, et cependant assez pour n'être plus de vrais normaux. Ils marchent à la lésion, avec cette réserve qu'ils peuvent redevenir normaux, ou rester stationnaires, ou enfin verser dans l'anomalie.

On comprend par là combien influera sur de tels enfants n'importe quel état pathologique prolongé. Alors leur anomalie imparfaite se caractérisera et, s'installant définitivement à demeure, les rendra justiciables de soins médicaux et pédagogiques spéciaux.

Le subnormal faiblit et cède là où le normal eût vraiment résisté à l'influence morbide. Il y a quantité de maladies sous lesquelles l'écolier normal souffre, mais sans cesser d'être adapté au régime scolaire ; surtout il reprend facilement et spontanément son niveau une fois la crise passée, n'eût-il eu, pour le soutenir, que des soins passagers et vagues ; au contraire, sous les mêmes influences morbides, le subnormal perd journellement du terrain, la lutte lui devient de plus en plus difficile, et seuls, les soins continus et spéciaux peuvent le sauvegarder ou lui restituer la souplesse de son esprit.

A un écolier normal en retard, il suffit de donner quelques leçons particulières pour le remettre au courant ; mais, pour relever le subnormal, il faut employer, comme pour l'anormal (quoique moins longtemps), des méthodes spéciales d'enseignement ; il faut ménager ses forces, limiter son effort à des séances de travail courtes et peu fréquentes, dépenser son attention à doses minimes, homéopathiques, etc. Et encore voit-on souvent, tandis que l'écolier normal se relève presque immédiatement, cette incapacité *réductible* du subnormal se prolonger longtemps malgré tous les soins et devenir de plus en plus marquée dans tous les cas où ces soins ne sont pas ce qu'ils doivent être : l'entourage voit alors s'aggraver de jour en jour et se perpétuer l'inaptitude à s'adapter.

On voit par là combien il importe d'établir d'emblée le diagnostic précoce de ces états et de diriger en conséquence le traitement médico-pédagogique, sur lequel nous avons eu si souvent à parler au cours de ces études.

C'est de lui que dépend l'avenir mental de ces enfants.

Mais, comment distinguer, en fait, ces catégories d'enfants si voisines de la normale ? Et comment d'autre part, chez certains écoliers qui ont à la fois une mentalité subnormale et un organisme malade, comment faire le départ entre ce qui ressortit à leur état morbide et ce qui dépend uniquement de leur défectuosité cérébrale?

Là, plus qu'en tout autre examen, le médecin doit s'astreindre à une rigoureuse méthode d'observation du sujet, sérier les questions et prolonger l'examen assez longtemps pour déterminer les points caractéristiques. Il ne faut pas oublier, en effet, qu'il s'agit d'examiner non pas seulement un enfant, mais encore et surtout un écolier et qu'il faut par conséquent attribuer une importance capitale aux points de repère fournis par la scolarité. C'est pourquoi, à côté des stigmates médicaux, on doit faire une large place aux *stigmates scolaires*, qui mesurent en quelque sorte la teneur du système cérébral chez ces écoliers.

De là l'importance de certaines diminutions de capacité, générales ou limitées à certains travaux, immédiates ou consécutives à un effort moyen. Il y a des cerveaux d'écoliers qui ne peuvent fonctionner longtemps ; d'autres ont besoin de changer souvent d'occupation, etc., tout cela, d'ailleurs, à peine sensible, car, chez certains subnormaux, la récupération, quoique malaisée, est relativement facile, leur système nerveux n'étant encore que fort peu lésé..

Restent les difficultés que crée, pour l'examen mental des subnormaux, la coexistence de certains états pathologiques, desquels il est difficile de dire dans quelle mesure ils retentissent sur un état cérébral — déjà touché — et contribuent à aggraver les défectuosités mentales. Il sera parfois fort malaisé de dire si ces états ont les premiers développé l'anomalie, ou l'ont, au contraire, mise en valeur et simplement exagérée. C'est encore à la rigueur de l'examen méthodique, dont nous réservons les procédés pour une autre étude, qu'il faut recourir afin de discerner ce qui appartient à l'influence morbide et ce qui provient de la simple défectuosité nerveuse sur laquelle elle s'est greffée.

Quelques exemples indiqueront mieux que toute discussion théorique comment ces influences pathologiques viennent doubler une défectuosité nerveuse préexistante et déjà plus ou moins développée.

L'adénoïdisme, en particulier, fournit un exemple typique de ce que peut donner, chez l'écolier, un mauvais état du système cérébral quand une autre maladie vient encore l'accentuer.

Tout le monde connaît maintenant ces enfants chez qui l'hypertrophie de l'amygdale pharyngienne gêne tant de sensations. Gêner des sensations, n'est-ce pas gêner la formation et le développement de l'intelligence, qui leur emprunte sans cesse les éléments sur lesquels elle travaille pour élaborer ses idéations, ses associations, etc. Et si l'adénoïdisme oblitère (comme il le fait fréquemment) les organes de sensations aussi importantes que celles de l'ouïe (pour ne citer que celle-là), comment contester qu'il prive l'écolier adénoïdien d'une bonne partie de ses moyens de communication avec l'extérieur et de la faculté d'ajouter à ses idées d'enfant les sensations et les idées nouvelles nécessaires pour continuer le développement de son intelligence ?

Mais, tandis qu'un adénoïdien indemne de toute

tare cérébrale pourra compenser les défaillances de son audition, continuer à travailler et acquérir par ailleurs les éléments nécessaires à son éducation mentale, que deviendra l'adénoïdien subnormal, dont le système nerveux déjà touché ne peut se défendre par les mêmes suppléances que son camarade normal? Chez celui-ci, gêne n'est pas obstacle absolu : c'est seulement une difficulté plus ou moins grande et tellement relative que l'ablation des tumeurs adénoïdiennes suffira toujours à libérer immédiatement son cerveau, qui, n'ayant jamais cessé d'être normal, reprendra de suite son fonctionnement régulier. Cet écolier, une fois l'opération faite, regagnera vite le terrain perdu, car il n'aura souffert, durant sa maladie, que d'un retard facilement réparable. Il est normal mentalement.

Le subnormal, au contraire, se rétablira moins vite après l'opération libératrice, parce que ses tumeurs l'avaient cérébralement déprimé non seulement par leur action propre, mais encore en aggravant et en renforçant ses tendances d'anomalies mentales. Un tel enfant, si l'on ne lui avait enlevé ses tumeurs, serait devenu fatalement un anormal caractérisé : et même une fois ces tumeurs enlevées, cette opération seule suffira rarement à lui rendre la même intégrité cérébrale qu'à l'enfant normal, précisément parce qu'il s'est développé chez lui, durant son adénoïdisme, outre l'obnubilation, consécutive à sa gêne sensorielle, une véritable insuffisance mentale, consécutive à la répercussion de cette gêne sur un système déjà déprimé. C'est pourquoi, chez ces enfants, il faut compléter l'opération par un traitement et une pédagogie spéciale.

C'est là, soit dit en passant, ce qui explique les résultats si différents des opérations de ce genre et les divergences d'appréciations qu'elles ont provoquées. En fait, les résultats sur l'intelligence ne peuvent être constants, car ils dépendent de l'état du système nerveux. Opérer de ses tumeurs un enfant normal, c'est réaliser aussitôt une véritable transformation physique et mentale ; mais la transformation ne peut être que relative chez un enfant dont les tumeurs ne font que compliquer et aggraver un état cérébral déjà déficient : en pareil cas, l'aggravation persiste souvent après l'opération, et la déficience ne disparaît jamais. Comment en serait-il autrement, puisque la déficience existait, au moins au stade initial, avant les tumeurs, et doit par conséquent subsister après?

Ce qui vient d'être dit pour l'adénoïdisme peut se répéter pour la stercorémie, l'albuminurie, le diabète et toute autre intoxication chronique.

Tel écolier constipé, et dont la constipation tenace gêne le travail scolaire, sera facilement remis d'aplomb par une médication qui le débarrasse des stases intestinales : c'est un enfant mentalement normal. Tel autre, au contraire, a beau lutter efficacement contre sa constipation : des stases stercoraires même courtes, et qui n'arrêteraient pas un écolier normal, suffisent à provoquer chez lui des désordres sensibles, et dont s'aperçoivent vite ceux qui dirigent son éducation. C'est qu'il s'agit ici d'un écolier subnormal, dont le système nerveux souffre non seulement du contre-coup de la constipation, mais encore et primitivement de sa propre imperfection. Peut-être celle-ci ne se fût-elle pas manifestée si la constipation n'était intervenue; peut-être l'anomalie à l'état naissant se fût-elle quand même développée; en tout cas, il est certain qu'un système cérébral déficient, précisément parce qu'il est moins résistant, s'imprègne plus facilement des toxines fournies par la stercorémie, et la mentalité, le travail en classe, l'état général de l'intelligence ne peuvent pas ne pas en souffrir.

Le premier écolier, mentalement normal, pourra donc, malgré sa constipation maladive, continuer à suivre régulièrement l'enseignement de la classe; au contraire, l'écolier mentalement subnormal retardera constamment et perdra du terrain, quoi qu'on fasse contre la constipation, si l'on ne pourvoit, par une décision intelligente et utile, à son infériorité nerveuse (1).

Si les limites de cette étude le comportaient, on devrait examiner également quelles relations peuvent exister entre certaines tares locales et certaines anomalies mentales.

Faut-il dire, par exemple, que des retards de l'esprit qui coexistent avec l'infantilisme du cœur proviennent de celui-ci? Est-ce parce qu'il a du nanisme mitral, c'est-à-dire de la difficulté à adapter son cœur, que

(1) Il y aurait beaucoup de cas à envisager: par exemple, ceux où chez un écolier normal la constipation et ses conséquences stercorémiques s'installeraient de façon à gêner le cerveau d'abord fonctionnellement et ensuite de manière à provoquer de véritables troubles dans le développement: en pareil cas, on verrait se produire, chez cet écolier mentalement normal, une véritable anomalie mentale. Mais il est difficile d'admettre que l'entourage de l'enfant laisse les choses en venir là sans s'apercevoir de rien.

tel enfant présente aussi de la difficulté à adapter son cerveau et a du nanisme mental, de l'infantilisme psychique ? On l'a prétendu : mais n'est-il pas plus logique de considérer l'état infantile du cerveau comme provenant des mêmes causes que l'état infantile de tout l'organisme? C'est l'organisme tout entier qui est infantile, et cet écolier a un petit cerveau pour les mêmes causes qu'il a un petit cœur et un petit corps. Et de même pour nombre de cas analogues.

Pour les mêmes raisons, il n'y a pas lieu d'examiner dans ce livre les troubles mentaux que certaines difficultés de croissance ou d'autres affections provoquent chez des enfants ordinairement bien équilibrés. Sans doute, de tels écoliers ne sont plus, pendant ces troubles, des enfants normaux au sens strict du mot: ils sont bien des malades, comme tout vivant chez qui la souffrance ou la fatigue révèlent facilement le trouble d'une fonction ou d'un organe. Mais la grosse question est de savoir si ces troubles sont temporaires ou permanents (1).

Or, dans la majorité des cas (ceux exceptés où il y a d'autres tares), l'anomalie ne persiste pas au delà des troubles provoqués par la difficulté de croissance. Ce n'est donc qu'une anomalie *transitoire*, et l'on n'a pas le droit, comme nous l'avons fait remarquer

(1) Sans doute, les mêmes états morbides pourraient évoluer sur une anomalie nettement constituée (arriération, idiotie, etc.), mais, en pareil cas, la tare nerveuse est si grosse qu'il n'y a aucune peine à définir le rôle des phénomènes pathologiques. Il n'est pas rare non plus, à l'opposé, de voir une anomalie créée de toutes pièces par une infection, une fièvre typhoïde, etc., mais ce sont là tout autres cas que celui du subnormal aggravé par une autre maladie.

au premier Congrès d'*Hygiène scolaire* (Paris, 1903), de déclarer ces écoliers mentalement anormaux ou subnormaux : ils ne méritent que le nom d'*anormaux transitoires*, et il faut le leur réserver pour éviter toute confusion.

Nous avons tenu à dégager nettement tous ces types d'écoliers qui sont encore à la limite des anomalies mentales et qui trompent souvent l'éducateur et le médecin, l'indécision de leur état empêchant de voir facilement s'ils appartiennent à l'anomalie ou à la normale. Ils sont parfois en marge de l'une et de l'autre : dès lors, il n'est pas d'enfants auxquels il importe davantage d'apporter les secours de la médecine et de la pédagogie spéciale ; ce sont en effet ces écoliers qui, selon que leurs tares morbides évolueront librement, ou seront traitées comme elles doivent, verseront du côté de la normale ou du côté de l'anomalie.

L'enfant subnormal est le type de l'écolier à sauver de la ruine intellectuelle et morale.

CHAPITRE V

La question des arriérés pédagogiques.

Qu'est-ce qu'un arriéré pédagogique ? — Origine de cette expression. — L'arriéré pédagogique et l'arriéré médical : leurs caractères différentiels. — Pourquoi l'arriéré pédagogique n'est pas un écolier mentalement anormal, mais un ignorant.

L'arriéré pédagogique n'est pas un écolier mentalement anormal (1). Son arriération, scolaire et non intellectuelle, n'a d'autre cause que son ignorance, laquelle provient de son irrégularité scolaire. On ne devrait donc, dans une étude sur les écoliers mentalement anormaux, faire aucune place à l'arriération pédagogique.

L'ignorance peut avoir des causes très diverses; elle ne constitue une anomalie que si elle provient précisément de tares ou de déchéances mentales. Hors de là, dans une société où tout le monde doit avoir passé par l'école, c'est une infériorité, ce n'est pas une maladie. Elle n'autorise donc pas, à quelque

(1) V. *Revue Pédagogique*, novembre 1904, p. 441-452.

degré que ce soit, à assimiler l'enfant qui en souffre à un arriéré médical, ni à ces écoliers mentalement anormaux que nous avons décrits dans les chapitres précédents.

Cependant, il est nécessaire de traiter ici la question des arriérés pédagogiques, à cause des confusions auxquelles, depuis quelques années, leur classement a donné lieu. Outre qu'on les qualifie très souvent d'écoliers mentalement anormaux, quelques auteurs tendent de plus en plus à les assimiler à des enfants mentalement anormaux et porteurs de tares morbides. De là des confusions, contre lesquelles il n'est que temps de réagir (1).

(1) Tout récemment, à la Société de Psychologie de l'enfant, Mad. Fuster rappelait avoir vu en Allemagne fixer le pourcentage des enfants anormaux de 1 à 3 p. 100, tandis qu'à Bruxelles il est de 12 à 18 p. 100. C'est que l'Allemagne n'admet dans les écoles spéciales que les arriérés *médicaux*, tandis que Bruxelles y reçoit aussi les arriérés *pédagogiques*. Cette différence de pourcentage, comme l'un de nous l'a immédiatement relevé (*Bulletin Soc. Psychol. de l'Enfant*, décembre 1903, p. 390), souligne bien le désaccord qui existe sur ce terme anormal.

I

C'est surtout le classement adopté pour l'école spéciale de Bruxelles qui a contribué à répandre l'idée que les arriérés pédagogiques sont plus que des ignorants et sont mentalement anormaux. On connaît sur ce point les études remarquables du Docteur J. Demoor. C'est donc à lui que nous empruntons les principaux éléments de cette discussion, où il s'agit uniquement de savoir si tout un groupe d'enfants doit être considéré comme normal ou comme mentalement anormal et en ce dernier cas traité comme des déchets sociaux à soumettre, pour leur relèvement, au traitement médico-pédagogique (1).

Les écoles ordinaires, déclare Demoor (2), ne doi-

(1) Ce qui n'empêchera pas, au point de vue pratique, de réunir les anormaux et les arriérés pédagogiques dans le même établissement, si on ne trouve pas d'autre moyen de traiter leur ignorance. C'est ce que fait l'école de Bruxelles, qui s'appelle « Ecole spéciale d'enseignement » et n'est pas réservée aux seuls écoliers anormaux. Les arriérés pédagogiques y coudoient les anormaux. On aurait donc tort d'en parler comme d'une école réservée aux seuls anormaux; de même, l'école Théophile-Roussel reçoit indifféremment les arriérés pédagogiques et certains anormaux.

(2) *Année psychologique*, VII, p. 297 et suivantes.

vent pas être ouvertes « aux diverses catégories d'enfants qui, en séjournant dans les classes, sont de nature à troubler l'enseignement donné à leurs condisciples, sans tirer parti des efforts qu'on fait pour les instruire ».

Ces enfants sont: « 1° Ceux qui n'entrent en classe que très tard, soit par négligence, soit à cause de maladies »;

« 2° Les enfants atteints de troubles morbides de l'esprit, rendant leur présence à l'école impossible ou nuisible »;

« 3° Une série d'enfants appartenant à des familles d'alcooliques ou de dégénérés. Chez eux, il existe une allure psychique spéciale, caractérisée par des crises périodiques de colère morbide. Ces types sont dangereux au point de vue de la discipline en général, à tel point que leur exclusion de l'école doit s'imposer » ;

« 4° Enfin des indisciplinés permanents, provenant souvent de souche dégénérée et dont l'état est encore accentué par l'abandon moral et l'influence du milieu néfaste dans lequel vivent ces enfants. »

Voilà, d'après M. Demoor, les quatre groupes d'écoliers à exclure de l'école ordinaire; on reconnaît facilement parmi eux un certain nombre des types que nous avons précédemment décrits, mais il y a pour d'autres matière à discussion. Voyons donc de plus près comment M. Demoor les décrit :

« D'une façon générale, les enfants arriérés (1), « quelles que soient d'ailleurs les causes de leur état,

(1) *Année psychologique*, VII, p. 298 et suivantes.

« présentent toujours, dans leurs allures, certains « caractères spéciaux, communs, propres à fixer en « premier lieu l'attention du médecin et du péda- « gogue. Ce sont notamment leur *inattention*, leur « *fatigue intellectuelle rapide*, leur compréhension « lente, leurs défauts psychiques divers résultant du « peu de développement d'un ou de plusieurs de leurs « sens et du manque d'évolution de leurs centres « d'association... Nous ne tenons aucun compte des « signes physiques de dégénérescence, quant à leur « signification relativement à l'allure psychique de « l'enfant. Par exemple, du fait qu'un individu est « scaphocéphale des plus prononcés, on n'en pourra « conclure qu'il est atteint de tare mentale. Ce qui a « bien plus de valeur au point de vue de l'évaluation « d'un type, c'est l'expression de la physionomie. En « effet l'expression du visage traduit presque toujours « l'état psychique, quelle que soit la régularité ou la « forme des traits. »

Partant de là, Demoor montre comment se forme et se déclare l'arriération mentale de ces enfants et en quelles catégories différentes il faut les classer.

« Les arriérés, dit-il, ne se constituent comme « tels que relativement tard ; ils sont rares en effet « dans les jardins d'enfants (1). C'est habituellement « durant les 2e, 3e, 4e années de fréquentation à l'école « primaire (entre 6 et 10 ans) que les anomalies de « certains élèves apparaissent ou s'accentuent et que « l'envoi de ces enfants à l'école spéciale s'impose.

« Cependant, certains enfants, dès le jardin d'en- « fants, présentent déjà des caractères réellement

(1) Les Écoles Maternelles.

« morbides, sans être pour cela ni idiots ni imbéciles. « Ils ont 6 ans, leur cerveau est le siège d'une acti- « vité très rudimentaire ; leur manière d'être, tant « physique que psychique, est celle d'enfants très « jeunes. Vouloir les conduire et instruire en même « temps que les enfants arriérés de 8, 9 et 10 ans « (d'ailleurs pas plus instruits qu'eux) serait anti- « scientifique. Seul le régime frœbelien (modifié de « telle manière qu'il s'adapte à des esprits simples « dont l'activité sommeille encore ou présente des « anomalies réelles) leur est applicable.

« Parmi les autres élèves, les uns sont des arriérés « pédagogiques purs n'ayant fréquenté jusqu'à pré- « sent aucune école ou ayant suivi très irrégulière- « ment les cours de multiples établissements très « différents. Ces enfants ont 9, 10, 11 et 12 ans, ils « sont encore absolument ignorants. *Leur cerveau est « pourtant normal et capable* d'un labeur régulier, « mais il n'a pas encore été mis en activité jusqu'ici. « Dans les écoles ordinaires, ces enfants devraient « être mis avec les enfants de 6 ans, *dont l'évolution « cérébrale n'est point semblable à la leur*, ce qui est « mauvais et anti-pédagogique (1). »

(1) *Année psychologique*, VII, p. 301-302.

II

On voit maintenant comment s'est dégagée la double conception de l'arriéré pédagogique.

D'un côté, c'est un enfant normal dont le cerveau se développe seulement moins vite, n'étant pas soumis aux mêmes influences que les autres enfants normaux et étant obligé de se développer *spontanément*, au lieu d'y être aidé par le milieu.

D'autre part, c'est un enfant déclaré anormal uniquement parce que son évolution cérébrale n'est point semblable à celle des autres enfants normaux. A l'âge où ceux-ci sont déjà capables de lire, d'écrire et de calculer, peut-être cet enfant sait-il aussi calculer mentalement pour les besoins de sa petite existence, mais il ne sait ni lire ni écrire, ni calculer sur le papier. Il est donc en retard, en arrière. — Mais comme il n'est pas taré du système cérébral, comme il comprend bien ce qui n'exige que la rectitude et la pénétration de l'intelligence, sans autres notions scolaires préalables; comme il n'a d'autre défaut que de n'avoir pas cultivé son cerveau par les mêmes notions que possèdent déjà les autres enfants de son âge qui grandissent dans les conditions sociales normales, Demoor le déclare un arriéré non médical mais pédagogique : il le fait d'ailleurs avec certaines réserves qui auraient dû écarter toute confusion (1).

Mais cette double conception peut être interprétée en deux sens, puisqu'on peut à la fois considérer ces enfants comme normaux et comme mentalement anormaux. Ne sera-t-on pas tenté de les rattacher à ces anormaux ?

C'est ce qui est arrivé en fait, et les atténuations que Demoor apportait encore à sa théorie dans l'article que nous venons de citer ont disparu d'une récente publication par un de ses élèves, M. T. Jonckheere, dans les *Archives de Psychologie de la Suisse Romande*. Là, les arriérés pédagogiques sont délibérément et sans atténuation rangés parmi les enfants anormaux.

Dès le début de son étude, M. Jonckheere se réfère à une définition de M. Demoor accentuant encore la tendance précédemment signalée et qui fait

(1) Le Dr Ley est bien plus net en ses réserves : « Nous avons eu, dit-il, l'occasion d'observer quelques cas où l'arriération est nettement d'origine *pédagogique* (Demoor). Ces enfants ne présentent pas de tare névropathique marquante, mais leur instruction et leur éducation ont été négligées. Nous serions tentés de les dénommer des *illettrés*. Ces enfants progressent rapidement et peuvent reprendre leur place dans les écoles ordinaires. Ce ne sont pas des anormaux vrais, mais seulement des *occasionnels* : nous les avons exclus de nos statistiques et de nos études. (Dr A. Ley, *l'Arriération mentale*, p. 51, Bruxelles, 1904.) Le Dr Ley confirme ici la distinction que nous avons énoncée, en déclarant précédemment et souvent que ces enfants sont de simples ignorants (*Revue pédagogique*, Vrais et faux écoliers anormaux, novembre 1904, etc.).

concourir à l'arriération mentale les facteurs sociaux au même titre que les facteurs morbides. La définition la plus exacte de l'arriéré, c'est, déclare M. Jonckheere (1), celle du Dr Demoor : « Les enfants ar- « riérés sont les enfants qui, par suite d'une débilité « mentale ou autre anomalie qui est la conséquence « d'une maladie congénitale ou contractée après la « naissance, *ou qui est la conséquence d'une influence « facheuse du milieu extérieur agissant sur le déve- « loppement de l'individu*, ne peuvent pas être soumis « au régime éducatif ordinaire. »

A dessein nous avons souligné la phrase par laquelle se trouvent placées sur la même ligne comme facteur d'arriération les influences morbides et les influences sociales. Ces dernières sont celles en vertu desquelles le *milieu extérieur agit sur le développement de l'individu*, Il est fatal qu'en assimilant celles-ci aux influences morbides, on assimile aussi ceux qui les subissent aux porteurs de tares morbides ; et c'est pourquoi les ignorants furent considérés comme des malades à partir du moment où l'on eût pris l'habitude de remplacer leur ancien qualificatif par celui d'arriéré pédagogique.

« Si l'état d'insuffisance mentale, continue M. Jonc- « kheere, est dû à une cause morbide qui a agi « soit au cours du développement du fœtus, soit au « moment de la naissance, soit au cours des pre- « mières années de l'évolution de l'enfant, celui- « ci est désigné sous le nom d'arriéré *médical*. Sont « donc des arriérés médicaux : les idiots, les crétins,

(1) *Archives de Psychologie*, t. II, p. 214.

« les idiots simples et les imbéciles des auteurs « français (1). »

« Si l'état particulier de l'enfant est attribuable à « l'action irrégulière des facteurs de développement « ou au retard du développement intellectuel pro- « voqué par une longue maladie, *une fréquentation « irrégulière, des changements continuels d'école*, « par exemple, l'enfant est désigné sous le nom « d'arriéré *pédagogique*. Les facteurs d'arriération « sont en effet d'ordre pédagogique. »

Voilà nettement qualifié (sinon bien classé) l'arriéré pédagogique : M. Th. Jonckheere y assimile l'ignorance née de causes sociales (fréquentation irrégulière de l'école, etc.), à l'arriération mentale résultant d'une tare du système cérébral. En d'autres termes, sa conception de l'arriéré *pédagogique* consiste à identifier l'ignorant dont le cerveau est sain à l'arriéré dont le cerveau est infirme. Ce dernier seul est un terrain morbide, un enfant à ranger parmi les mentalement anormaux. Les autres ne sont que de « vrais ignorants », comme l'indique ailleurs en passant M. Jonckheere, ce qui ne l'empêche pas de les classer nettement parmi « les enfants dont l'allure psychique est nécessairement différente de celle des enfants normaux ».

A quoi tient donc cette différence d'allure psychique? « A ce que ces enfants entrent à l'école très tard: « beaucoup par exemple à l'âge de 9, 10, 11 ans n'ont « fréquenté aucune école ou ont suivi très irréguliè- « rement les classes de multiples établissements dis- « parates. Cette fréquentation irrégulière ou nulle, qui

(1) Notons en passant qu'il y aurait bien des réserves à faire sur cette assimilation de l'arriéré médical à l'idiot, etc.

« est en réalité le motif principal du trouble pédago-
« gique, peut avoir pour causes une longue maladie,
« l'indifférence des parents et des enfants, la négli-
« gence des parents. J'ajoute que le développement
« intellectuel des arriérés pédagogiques peut encore
« avoir été retardé par un certain degré de faiblesse
« d'esprit. »

« En synthétisant ces considérations, nous obtenons le petit tableau suivant :

- A. Enfants normaux.
- B. Enfants anormaux
  - I. Atteints de troubles de la parole.
  - II. Sourds-muets.
  - III. Aveugles.
  - IV. Arriérés.
    - 1° Arriérés pédagogiques : *a*) *passifs*, — *b*) *indisciplinés*.
    - 2° Arriérés médicaux : *a*) *passifs*, — *b*) *instables* (1). »

On ne peut être plus net : voici classés ensemble, d'une part les enfants dont le développement intellectuel a été retardé par un certain degré de faiblesse d'esprit et de l'autre ceux qui n'ont pas fréquenté l'école à cause de l'indifférence de leurs parents ou d'une longue maladie. Et les uns et les autres sont des arriérés, c'est-à-dire des anormaux.

Or nous admettons bien que les premiers puissent être des écoliers mentalement anormaux ; mais les seconds n'ont nul droit à cette épithète, et il faut leur rendre leur ancien qualificatif. Ce sont de simples ignorants.

(1) Th. Jonckheere, *loc. cit.*

III

Il y a eu de tout temps, aux confins de la population scolaire et en marge des classes, des paresseux et des ignorants : mais on ne songeait guère, avant d'avoir dressé des listes d'enfants anormaux, à les classer parmi ces enfants anormaux.

C'est qu'autrefois, quand toute instruction était plus ou moins facultative, l'importance de ces déchets scolaires était moindre, et, le plus souvent, ces élèves débarrassaient eux-mêmes l'école de leur présence ; sinon, on les en expulsait lorsqu'ils étaient turbulents ; tranquilles, ils y séjournaient des années sans que personne leur reprochât leur tranquillité ni leur paresse. Aujourd'hui, la question a changé de face : il faut souvent quelque diplôme pour obtenir plus tard un gagne-pain, et plus les examens approchent, plus la famille tend à rendre le professeur responsable de la paresse de son fils ; d'autre part, la loi sur l'enseignement primaire exige que tout enfant fasse acte de fréquentation scolaire et, par conséquent, séjourne en classe et y soit supportable ; sans quoi, ce sont des complications administratives et familiales pénibles à tout le monde. La question des paresseux est ainsi devenue, par la force des choses, une grosse question. Jamais, à tous les degrés de l'enseignement, les cancres n'avaient donné tant de préoccupations.

Dans ces conditions, professeurs et instituteurs devaient tout naturellement se demander comment s'en débarrasser.

Le médecin était là, habitué à chercher avant tout les côtés pathologiques et qui avait d'ailleurs souvent observé combien certaines paresses, combien certaines indisciplines cèdent volontiers à une médication avisée. De là à lui confier tous les paresseux ou ignorants et à déclarer que tout accès de paresse, toute ignorance tenace relevait de causes morbides, il n'y avait qu'un pas à faire ; on l'a franchi d'autant plus facilement que les médecins sont généralement, par leurs études antérieures, peu préparés à voir les inconvénients pédagogiques d'une telle classification.

N'eût-il pas mieux valu se demander d'abord ce que gagnerait l'enfant à ce changement ? Quel avantage y a-t-il, en fait, à ne pas laisser à l'éducateur seul la direction de ces arriérés pédagogiques, dont l'évolution mentale ne relève nullement du médecin ?

Puisqu'un arriéré pédagogique est un enfant pourvu d'un cerveau normal, en vertu de quel raisonnement et pour quel avantage veut-on soumettre ces enfants à une pédagogie où le médecin aurait un rôle prépondérant ? Leur traitement doit être uniquement pédagogique : fréquentation scolaire, discipline, éducation de la volonté.

S'ils ont contracté, au cours de leurs vagabondages,

de leur non-fréquentation scolaire, des habitudes qui leur rendent le séjour de la classe impossible, c'est à une discipline spéciale à les faire rentrer dans l'ordre ; s'ils sont restés toujours, par suite de leur éloignement de l'école, dans une profonde ignorance de tout ce que l'on y apprend, c'est encore à la pédagogie à les tirer de là. Le médecin n'y a que faire. Ne pas connaître la règle de trois et ne pas savoir ses lettres, n'est pas une infirmité du système nerveux, n'est ni une tare ni une anomalie mentale constitutionnelle ou transitoire : c'est tout simplement de l'ignorance. Cette ignorance n'implique nullement que l'on ne puisse apprendre : elle indique seulement que l'enfant n'a pas voulu apprendre ou n'en a pas eu l'occasion.

Il faut, en effet, bien distinguer entre ces deux formes d'ignorance et de paresse : d'une part, celle qui ne *peut* pas et, de l'autre, celle qui ne *veut* pas.

La première seule est anormale : leur confusion, telle que nous venons de l'observer dans la classification des arriérés pédagogiques, ne peut qu'embrouiller. Car, selon la remarque de l'un de nous à la Société de Psychologie de l'enfant, l'une constitue un mauvais terrain dans lequel il n'y a rien à semer ; l'autre est un terrain en friche où l'on n'a encore rien semé. La première seule mérite le nom d'anomalie mentale : mais qui ne voit que l'enfant ainsi marqué reste bien au-dessous de l'arriéré pédagogique décrit par Demoor ; c'est un imbécile ou un faible d'esprit, et sa place, comme nous l'avons déjà dit, n'est pas à l'école ordinaire, mais à l'asile ou dans une maison spéciale. Tel n'est pas, certainement, le cas de l'arriéré pédagogique, enfant semblable aux autres, sauf que son cerveau n'a pas encore fonctionné ou, pour mieux dire, n'a pas encore fonctionné dans le sens des programmes scolaires.

Cette ignorance scolaire ne signifie d'ailleurs nullement que l'arriéré pédagogique soit ignorant par ailleurs ; ceux qui ont l'habitude d'examiner ces ignorants scolaires savent bien qu'ils sont souvent non moins ingénieux que certains illettrés d'autrefois. En nombre de circonstances, ils font preuve d'aptitudes sociales, qui ne sont certes pas à mépriser ; on les voit s'ingénier, s'improviser parfois chefs de famille, en un mot, se tirer d'affaires, et ce, dans des conditions particulièrement difficiles. Qu'ont-ils donc de commun avec les déchets sociaux dont il était question plus haut ? Ils doivent parfois au milieu où ils vivent des conceptions d'une moralité un peu fruste, pour ne rien dire de plus ; mais, à part cela, on ne peut leur reprocher que les circonstances ou la mauvaise volonté qui les ont éloignés du milieu scolaire ; c'est au législateur et à l'éducateur à les réformer sur ce point ; le médecin n'a rien à y voir.

Le nombre des anormaux est déjà bien assez considérable, sans le grossir encore des enfants qui ne sont pas anormaux. Tant que l'ignorant et le paresseux ne souffrent que de leur ignorance ou de leur paresse, ce sont des illettrés et non des anormaux : ils peuvent donc comme tout illettré se tirer d'affaire dans la société. Sans doute, plus l'instruction se développera, plus les illettrés éprouveront de difficulté à se faire leur place au soleil ; mais de l'infériorité à l'infirmité, il reste une bonne marge en dehors de l'anomalie.

CHAPITRE VI

Les anomalies morales.

Les écoliers amoraux et les écoliers vicieux. — Origine des malformations morales. — Influence des anomalies mentales sur ces malformations. — Étude médico-pédagogique du mensonge morbide chez l'écolier.

Les écoliers que l'on a coutume de considérer comme vicieux ou amoraux, forment un assez nombreux groupe, composé d'éléments très divers : on y trouve de petits vagabonds, de petits menteurs, des onanistes, des kleptomanes, des incendiaires et même de petits assassins.

Certains de ces enfants ne manifestent pas de tare morbide bien sensible : ce sont des vicieux au sens immoral du mot.

D'autres, au contraire, sont et ont toujours été malades en même temps qu'amoraux (1) ; ce sont des arriérés, des instables, des épileptiques, etc., qui vagabondent, volent, mentent, etc., de par l'évolution de leurs tares morbides : quelques-uns n'étaient au début que des subnormaux au point de vue mental et au point de vue moral ; mais, sous l'influence de leurs tares morbides cultivées par des influences

(1) On peut être arriéré moralement et mentalement ou seulement moralement : de même pour l'instabilité et toutes les autres tares mentales en relation avec des tares morales.

ambiantes, ils sont devenus franchement anormaux : des vicieux ou des criminels au sens légal du mot.

Il n'y a pas à s'occuper ici de la première classe, ce livre n'étant pas, malgré son but, un traité de morale. Ne parlons donc ici que des deux dernières catégories : écoliers amoraux par le seul fait de leurs tares morbides, et écoliers amoraux par combinaison de leurs tares morbides légères avec des influences sociales nocives.

Ces deux catégories sont, d'ailleurs, fort différentes. L'écolier qui vagabonde parce que sa famille le pousse à la rue n'a certes pas la même mentalité que celui qui court les chemins malgré une surveillance familiale intelligente et active, qui prend le train sans billet et va, sans savoir où parce qu'il a des crises de fugues.

Ce dernier enfant est bien, au sens complet du mot, un écolier amoral : il rentre, à ce titre, dans le groupe que nous avons à décrire.

Même en restreignant ainsi la question, nous ne pouvons évidemment décrire ici tous ces types d'écoliers vicieux ou amoraux : ce serait refaire au point de vue moral ce que nous venons d'écrire au point de vue surtout intellectuel : il y faudrait par conséquent consacrer un traité complet de criminologie infantile.

Contentons-nous donc de prendre, dans ce groupe, un type bien défini, et dont la description puisse servir à expliquer, par analogie, la mentalité des autres écoliers moralement anormaux.

Le menteur réalise assez bien ce type : il est, de plus, assez fréquent dans les écoles pour mériter cette mention spéciale.

I

Les mensonges d'enfants ont de si multiples formes et si variables, que tout s'y rencontre : on en a rempli des livres (1). Sans nous attarder à en énumérer toutes les catégories spéciales, nous en citerons simplement deux exemples, choisis parmi les derniers publiés, et recueillis précisément dans une école spécialement réservée aux enfants anormaux. Ils donnent bien l'impression du caractère général de ces produits d'une imagination morbide.

« Une petite fille (2) de douze ans arrive un jour en disant que sa mère est malade, puis elle donne chaque jour des détails sur la maladie. Sa mère va de plus en plus mal et meurt. La petite manque un jour ou deux, revient à l'école en pleurant et vêtue de noir. Quelque temps après, son père se remarie, et l'enfant donne des détails sur la noce de son père, comme elle en avait donné une première fois sur l'enterrement de sa mère... Quelque temps après,

(1) V., parmi les plus récents, Duprat, *le Mensonge*, F. Alcan, 1903.

(2) Cf. *Archives de Psychologie*, 1903, p. 265.

nous apprenons par hasard que la mère de l'enfant est en vie, habite avec le père et n'a jamais été malade. »

Voilà un exemple de roman échafaudé par une fillette de douze ans. L'enquête faite par le narrateur de ce mensonge lui a montré que le seul mobile qui eut poussé la fillette à jouer cette comédie avait été « le désir de se rendre intéressante et la promesse d'une robe noire pour le jour de sa fête ».

A côté de ce mensonge relativement simple, et qui s'adapte cependant avec une certaine souplesse aux circonstances diverses où l'enfant doit vivre, citons cet autre, qui est au contraire très complexe et très compliqué : nous aurons ainsi en présence deux formes extrêmes.

Il s'agit, dit M. Jonckheere (1), d'un élève de ma classe, âgé de six ans et demi, arriéré légèrement au point de vue médical. « Le directeur de l'école à « laquelle je suis attaché ne retrouvait plus son trous- « seau de clés. Chaque instituteur interrogea ses « élèves, pour savoir si personne n'avait trouvé les « clés. De l'enquête que je fis dans ma classe, il res- « sortit que l'enfant dont je viens d'esquisser le ca- « ractère avait trouvé le trousseau. L'élève était pré- « cisément absent. Me basant sur le fait que deux « élèves de ma classe et un élève d'une classe plus « avancée que la mienne (trois élèves arriérés péda- « gogiques, âgés respectivement de 9 ans et demi, « 8 ans et demi, et douze ans) affirmaient avoir vu « l'enfant en question, à la rue, en possession des

(1) Jonckheere, *Archives de Psychologie*, id., 1903.

« clés, je me rendis à l'hospice des enfants assis-
« tés, où il séjournait momentanément.

« Mon élève m'avoua avoir trouvé des clés à la « cour de l'école : quatre clés nickelées attachées à « un anneau (ce renseignement était exact) ; il « les avait cachées dans une armoire ; le père, les « ayant découvertes, les avait limées et en avait fait « des clés pour les portes de la maison ; « cela em- « pêchera les voleurs de pénétrer chez nous », ajou- « tait plaisamment l'enfant en son pittoresque patois « bruxellois. Le père avait deux clés, la mère égale- « ment.

« L'enfant racontait tout cela avec des détails « circonstanciés... le lendemain, le directeur retrou- « vait ses clés dans son bureau ! Après son retour de « l'hospice des enfants assistés, j'ai demandé à l'en- « fant pourquoi il avait menti ; il m'a répondu : « Je « ne sais pas. » — Ces arriérés obéissent probable- « ment à une impulsion instinctive, résultat d'un « état morbide. »

Comparez ce mensonge au précédent : comme il est plus complexe et plus multiple. On s'est en quelque sorte mis à plusieurs pour le développer. D'abord l'enquête du maître qui cherche un voleur de clés dans une classe où ce voleur *pourrait exister* ; puis la dénonciation imaginaire, formulée, *pour répondre à cette enquête*, par trois élèves craignant peut-être d'être soupçonnés, obéissant peut-être à un autre sentiment, et qui, en présence de l'accusation, éprouvent le besoin de prendre une attitude éloignant d'eux tout soupçon. Le mensonge n'est donc pour eux qu'un moyen. — Tout étant ainsi organisé, le maître se transporte ailleurs : nouvelle enquête, nouvelle éclosion de mensonge et nouveau développement d'une histoire où la vérité, comme précédemment, est tenue pour quantité négligeable, et le mensonge un moyen excellent de se tirer d'affaire, un simple expédient, sans portée morale ; nous allons voir pourquoi.

Ces deux exemples ne sont, d'ailleurs, que des exemples isolés et nullement synthétiques : les enfants ont bien d'autres façons de déformer la réalité ou de créer artificiellement des histoires, différant profondément selon la mentalité même de l'enfant qui les emploie.

Si l'on voulait esquisser une classification générale des mensonges d'enfants anormaux, la liste à dresser serait longue, car il y a autant de sortes de mensonges que d'espèces de mentalités anormales. Ainsi le mensonge de l'idiot, à peine capable d'altérer la vérité, mais aussi incapable de la voir, diffère profondément de celui de l'hystérique, si prompt et si habile à combiner des ressorts pour illusionner. On peut dire que chaque type d'écolier anormal a sa façon propre de mentir.

Lorsqu'il y a de l'insuffisance intellectuelle ou de l'arriération, les formes du mensonge traduisent cet état mental : précisément à cause de ce manque de jugement, le mensonge est bêtement conçu, cousu de fil blanc, puéril. C'est un même mensonge qui revient sans cesse sous des formes à peine variées, tant l'imagination invente peu. Et l'éducateur ne voit ni le but ni le mobile de mensonges aussi frustes. L'intelligence de ces enfants étant retardée, leurs mensonges ont souvent des mobiles très inférieurs à leur âge : ce sont des crédulités anormales, de ridicules facéties de grand dadais, etc.

L'instable ment-il comme l'arriéré ? Nullement, son mensonge est surtout mobile, variable, souvent modifié et remanié ; ses altérations de la vérité sont en perpétuel mouvement, « cela ne tient pas ». Le mensonge de l'instable est versatile comme sa mentalité : c'est n'importe quoi, et d'ailleurs l'écolier n'y persiste guère. Il se coupe et varie constamment, n'étant pas stéréotypé dans des formules qu'il est incapable de suivre.

Chez d'autres enfants, le mensonge est tout automatique : ce sont, en quelque sorte, des impulsions ou des réflexes. L'enfant ment alors par simple déclanchement, parce que cela lui traverse l'esprit ; il ment comme il prononce des mots obscènes. L'idée de dire : « J'ai fait telle chose » lui traverse l'esprit, il la réalise de suite et dit : « J'ai fait telle chose », comme il a pensé, sans contrôle ni vérification. Dès que sa mentalité mal organisée lui suggère l'idée de dire qu'il a été se promener au bord de l'eau, il exprime aussitôt ce produit de son imagination et déclare sans plus de réflexion qu'il a été se promener au bord de l'eau.

En tous ces cas, le degré de la mentalité influe toujours sur la perfection et l'adaptation du mensonge. Un impulsif intelligent formule spontanément des histoires plus vraisemblables que s'il était faible d'esprit. Quant aux sentiments affectifs, tantôt ils surabondent et tantôt ils manquent absolument :

nous avons vu certains enfants de cette catégorie poursuivre obstinément des séries de mensonges qu'ils voyaient chaque fois provoquer les larmes de leur mère.

Parfois aussi les séries de mensonges tiennent à ce que l'enfant naturellement déforme tout. Il y a, dit-on, des gens incapables de dire la vérité ; c'est aussi le cas de certains anormaux. Ils parlent faux, parce qu'ils voient faux, leur esprit étant construit comme ces miroirs forains qui déforment. Les organes de sensations de ces écoliers mentalement anormaux, leurs irrégularités et leurs tares contribuent certainement à développer ces anomalies mentales : ce sont aussi des tares et des irrégularités qui leur cachent les rapports réels des choses et les empêchent de les percevoir telles qu'elles sont. Eux ne mentent pas spontanément ni par réflexe automatique; mais c'est le jeu naturel de leur organisation mentale qui déforme tout.

Enfin, au-dessus de ces deux formes encore imparfaites et relativement faciles à reconnaître, on trouve le mensonge combiné, habilement préparé, formé d'associations choisies avec soin et coordonnées vers un but plus ou moins nettement défini. C'est une sorte de mensonge finaliste, et c'est dans cette forme que triomphent les écoliers hystériques et certains dégénérés.

Ce sont ces derniers mensonges qui sont les plus parfaits et aussi les plus dangereux : ils supposent en effet une mentalité assez élevée, pourvue d'idées et d'images assez bien organisées pour fournir tous les éléments nécessaires à un mensonge presque insaisissable, tant il se rapproche de la réalité. Si l'on voulait envisager le côté moral et psychique, on pourrait dire que les précédents mensonges sont en quelque sorte plus matériels que réels, et que leurs altérations grossières atteignent surtout les dehors et l'extérieur des choses : tandis que ces mensonges combinés et réfléchis procèdent bien de l'intention même.

Les exemples de ces mensonges pullulent dans la littérature médicale et criminaliste; et l'on sait combien il est parfois difficile de saisir le point faible de ces fictions et de démontrer comment elles s'éloignent de la vérité. Les plus habiles s'y laissent surprendre ou sont contraints de s'avouer désarmés.

II

Essayons maintenant d'expliquer la genèse du mensonge provenant d'une insuffisance mentale ou morale maladive, pour en faire comprendre le mécanisme et, par là même, montrer comment on y peut remédier.

C'est dans la première enfance qu'il faut en chercher les origines.

Tout enfant reste pendant longtemps incapable de distinguer le vrai du faux, au sens où l'adulte prend ces mots ; son organisme mental doit au préalable subir les mêmes phases de développement que son organisme sensoriel : et l'on sait combien longtemps ce dernier reste incapable de différencier les sons, de discerner les couleurs, etc.

Les rapports ou associations mentales qui constituent, pour l'esprit de l'adulte, des indices de vérité ou d'erreur, n'existent pas encore pour l'enfant : celui-ci ne voit donc pas ces différences, pour nous significatives, du vrai et du faux ; et toutes les idées qui traversent son cerveau, encore imparfaitement développé, ont à ses yeux même valeur, parce qu'il ne sait quels signes distinguent les fantaisies de l'imagination des hallucinations ou des rêves de la réalité réellement vue et sentie.

Ces signes qu'il ne sait pas encore, l'enfant normal les apprendra peu à peu, précisément par le développement normal de son intelligence; il arrivera ainsi à saisir les différences du vrai et du faux, à les discerner et à les exprimer, et c'est alors qu'il saura ne plus mentir — sauf lorsqu'il voudra : auquel cas son mensonge sera combiné, réfléchi, élaboré en connaissance de cause et pour des raisons *morales* plutôt que *mentales*. Ajoutons, d'ailleurs, que du mensonge spontané et naturel au mensonge vicieux et voulu, réfléchi, on peut rencontrer tous les degrés : si bien que nous pourrions répéter pour ce genre d'anomalies morales ce que nous avons déjà précédemment écrit sur les multiples degrés des anomalies mentales.

Supposons donc un enfant dont l'esprit se développe mal, incomplètement ou même pas du tout, et l'on comprend alors facilement pourquoi cet anormal, incapable de choisir et de réfléchir, suivra son impulsion ou les fantaisies de son imagination déréglée ou les combinaisons dangereuses de sa volonté imparfaite.

C'est donc au point de vue des tares de croissance mentale qu'il faut se placer si l'on veut comprendre le mécanisme du mensonge chez les anormaux.

Les tout petits enfants, normaux ou anormaux, ont deux manières très différentes de mentir ou paraître mentir (1).

(1) J. Philippe, *la Véracité des enfants* (in *Correspondance de l'Instruction Primaire*, 15 déc. 1892, p. 57-58). — H. Beaunis, *la Suggestibilité des enfants* (id., p. 59). — J. Philippe et G. Paul-Boncour, *Genèse du mensonge chez les écoliers mentalement anormaux* (*Annales médico-psychologiques*, février 1905).

Très souvent un enfant ne comprend pas ce qu'on lui demande parce que nous n'employons pas les termes dont il a l'habitude ou les employons dans un ordre dont il n'a pas l'habitude. En ce cas, aux questions qu'on lui pose, le petit enfant répond ordinairement *oui* ou *non* indifféremment : réponses sans aucune importance à une question qu'il ne comprend pas : c'est pour lui une façon de dire quelque chose.

Plus développé, cet enfant substituera au *oui* ou *non*, le *je ne sais pas*, qui ne signifie nullement qu'il ignore, mais plutôt qu'il ne comprend pas ce que vous lui demandez. Le seul fait d'opposer une fin de non-recevoir aux questions qu'il ne peut satisfaire, indique déjà une mentalité plus développée et bien équilibrée; sa croissance mentale suit le cours normal et gravit degré à degré l'échelle pour arriver à l'état adulte.

Mais certains enfants stationnent plus longtemps qu'il ne faut à un stade intermédiaire de développement caractérisé par une suggestibilité exagérée : ils ne sont pas, pour certains, anormaux, mais ils retardent. Ce sont eux qui, par politesse ou par déférence, ou pour échapper à l'ennui de vos questions, vous font la réponse qu'ils voient que vous attendez; et c'est ainsi, sans doute, que les trois écoliers signalés par T. Jonckheere, lui avaient désigné, sans autre indice que ses questions d'enquêteur, le camarade voleur qu'il cherchait parmi eux.

Notons bien, d'ailleurs, que moins l'enfant est développé, moins son expérience est ferme et bien définie; l'esprit infantile, qui n'a qu'une perception confuse des circonstances d'un fait, des temps, des lieux et des personnes ne verra pas grand inconvénient à substituer les unes aux autres. Pour lui, il n'y a pas, ainsi que pour nous, comme acteurs d'un fait, telles personnes, à l'exclusion de telles autres, etc., il y a seulement telle circonstance ou *bien* une autre, telle personne *ou bien* une autre, etc., et cet enfant ne voit aucun inconvénient à déplacer les circonstances et les personnes, ou à les mélanger avec celles d'un autre fait : ce qui est précisément pour l'adulte une des formes du mensonge.

Mais ce ne sont là que des degrés encore très inférieurs : les mensonges de ce genre restent profondément infantiles et aussi insuffisants que ceux de l'instable ou de l'arriéré.

Pour expliquer les formes plus complexes et de degré supérieur, il faut tenir compte de nouveaux éléments, que l'imagination tire très souvent des rêves et substitue à la réalité, sans que la mentalité de l'enfant lui permette de discerner les caractères différentiels du réel et de l'irréel.

Durant les premières années de l'enfance, le monde de l'imagination et celui du réel se mêlent constamment dans l'esprit de l'enfant ; la croissance normale de sa mentalité opère la séparation entre ces deux éléments : fantaisie qui correspond à l'irréel et au mensonge — expérience ou réalité vraie. Chez l'adulte normal, l'habitude endigue l'imagination par toute une série de souvenirs, qui constituent la trame de notre existence et le revêtement de notre personnalité : dans ce monde réel ainsi fermé et formé, comment pourraient pénétrer les rêves, ces rêves si différents de la réalité, discontinus, épars ?

Mais pour l'enfant anormal, surtout s'il est arriéré ou mal équilibré, si son développement est imparfait, etc., il en va tout autrement. Sa mentalité se formant irrégulièrement, cet anormal ne possédera pas encore en son esprit (et peut-être n'aura jamais) les séparations qui distinguent le vrai du faux et le réel de l'imaginaire et du rêvé. C'est là un état qu'il est facile d'observer quand on étudie méthodiquement les jeunes enfants ou les écoliers mentalement anormaux. Nous en avons entendus souvent raconter comme choses vues, telles ou telles histoires plus ou moins mélodramatiques, qu'ils avaient forgées au cours de leurs rêves.

Tous ceux qui ont étudié les arriérés et certains autres anormaux savent combien il leur est difficile de *s'orienter* dans leur propre vie et dans l'histoire de leur famille et de leur entourage. C'est pour les mêmes raisons que le petit enfant place ensemble tous les événements passés, sur le même plan : hier, la semaine et l'an dernier se confondent pour lui dans un vague lointain.

Chez certains enfants, cette localisation restera toujours lente à se faire, beaucoup plus fragile ; ou plutôt elle se fait mal, elle ne fixe ni les limites ni les points de repère (1), en sorte que, avec la plus grande facilité, les éléments des rêves et des suggestions pénètrent les éléments réels (vrais) déposés dans son esprit par son expérience quoti-

(1) Ley a soigneusement relevé, après Sommer, combien les arriérés localisent mal (*l'Arriération mentale*, p. 195).

dienne; entre les deux, la cloison est si mince et si facile à traverser, qu'il s'opère une perpétuelle osmose. Un adulte qui rêva avoir tombé du cinquième étage dans la rue, sait bien au réveil qu'il n'est pas tombé; il connaît les conséquences ordinaires d'une telle chute, et n'eût-il d'autre preuve contre l'idée qui lui est venue il en conclurait par l'absurde qu'il a rêvé. Mais l'enfant d'esprit mal développé, a-t-il déjà en son esprit de quoi faire tous ces raisonnements ? Pour beaucoup d'écoliers mentalement anormaux, la trame des souvenirs puisés dans le réel est si faiblement tissée, que les rêves y entrent facilement, et c'est pourquoi ils mêlent si volontiers dans leurs récits le rêve au réel.

III

La facilité à mentir des écoliers mentalement anormaux n'est donc souvent autre chose que la survivance d'un infantilisme mental; c'est un arrêt de croissance psychique, comme il y a des arrêts de croissance physique; c'est une déformation mentale, comme il y a des déformations corporelles.

Certains enfants sont très lents à devenir véraces ou capables de dire la vérité, comme d'autres le sont à devenir propres, à apprendre certaines prononciations, etc. Il y en a même, parmi ces enfants, qui ne peuvent jamais devenir véraces; et ce sont ces arrêts de développement mental et moral qu'il faut toujours rechercher méthodiquement. En présence d'un écolier qui ment aussi volontiers qu'il parle, sans utilité, sans but, et par le jeu naturel de son organisme mental, il est aussi nécessaire de l'examiner qu'il le serait de vérifier sa vision s'il déformait constamment les lignes copiées, ou sa perception des couleurs s'il remplaçait toujours, en daltonien, le rouge par du vert.

C'est donc à ce point de vue (hormis le cas où l'on soupçonne le mensonge combiné du vicieux) qu'il faut toujours se placer pour juger les multiples mensonges des écoliers mentalement anormaux.

On rencontre chez eux presque toutes les formes, et, parmi celles que nous venons de décrire, il en est bien peu que nous n'ayons eu l'occasion d'observer plusieurs fois au cours de nos examens. Ces mensonges, par l'étude de leurs formes, sont surtout précieux pour pénétrer la mentalité de ces enfants et pour se l'expliquer.

Tel écolier, qui a reçu la veille au soir, dans son lit, un paquet de dragées et qui s'empresse de les manger devant ses parents, se rappelle très bien, au premier réveil, qu'il a reçu ces dragées : pourquoi, en même temps, déclare-t-il, avec une énergie égale à sa bonne foi, qu'une personne qu'il désigne est venue durant la nuit les lui voler dans son lit ? Cet enfant, si affirmatif et sincère, est-il un menteur ? C'est un *rêveur*, et il faut, le cas échéant, connaître et savoir interpréter sa mentalité pour apprécier son dire. Aussi, quand il viendra ensuite raconter, comme nous l'avons entendu, que la veille au soir son père « s'est précipité un couteau à la main pour en frapper sa mère », nous saurons, malgré la franchise de ses affirmations, ce que vaut son témoignage contredit par tout l'entourage. De tels enfants peuvent être intelligents par certains côtés : mais celui-ci est incapable (à son insu) de distinguer le réel de l'imaginaire et du rêve.

Quelle différence, cependant, avec cet autre écolier qu'on nous amenait parce qu'il restait foncièrement borné et d'intelligence plus que fruste. Obligé de mentir pour expliquer de fréquents retards en rentrant de l'école, il inventait toujours la même histoire : « une panne d'omnibus ». Il n'était d'ailleurs monté dans aucun omnibus, et il ne pouvait dire ni comment ni dans quel endroit l'accident s'était produit, ni quel était l'omnibus en question : et cependant, chaque fois qu'il rentrait en retard, il rééditait invariablement la même histoire, c'est-à-dire le même mensonge.

Le premier anormal était un prodigue d'imagination ; celui-ci n'est qu'un pauvre, sec et dénué de toute fantaisie. Tous deux n'en traduisent pas moins, de façon très significative, par ces mensonges, leurs mentalités personnelles, lesquelles diffèrent profondément l'une de l'autre : elles diffèrent aussi toutes deux de celle d'un troisième écolier que nous examinions à côté des autres et qui était, lui aussi, un professionnel du mensonge, mais sans jamais réussir à en perfectionner aucun. Avait-il découché, il produisait, pendant des semaines entières, pour excuser son absence, toute une collection de mensonges, qui variaient chaque jour et parfois plusieurs fois par jour. Tantôt le mensonge était vraisemblable et tantôt invraisemblable, contredisant le lendemain ce qu'il soutenait la veille et renouvelant sans cesse le fond et la forme des récits. Rien de moins systématique que cette sorte de délire, mais aussi rien de plus significatif de l'état d'instabilité mentale, que nous révélaient, d'ailleurs, nombre d'autres symptômes caractéristiques ; mais ces mensonges surtout étaient comme un jour ouvert sur son esprit : ils le mettaient à nu.

Étudiés ainsi, les mensonges d'écoliers fourniront

de précieux indices sur l'état d'esprit de ces petits menteurs et surtout sur le degré de leur développement intellectuel et les formes de leurs tares mentales. Ce sont, en quelque sorte, leurs associations d'idées et d'images, leurs conceptions, leurs désirs et leurs habitudes qui se traduisent spontanément et nettement dans leurs mensonges. A ce titre, ceux-ci sont des documents que l'éducateur et le médecin spécialiste doivent étudier de près.

Ce qui se passe ainsi chez beaucoup de ces enfants n'est d'ailleurs que l'agrandissement et la déformation toute pathologique d'un phénomène encore assez fréquent chez l'adulte : ou plutôt, ce phénomène diminue de plus en plus à mesure que se forme et s'assagit la mentalité de l'adulte normal ; mais il persiste, à l'état de stigmate infantile, dans les mentalités anormales, et il marque en particulier certains adultes qui sont restés incapables de dire vrai, et dont les affirmations les plus énergiques — quelquefois les plus sincères — sont toujours sujettes à caution. Il n'y a que dans les mentalités parfaites que l'exactitude constante du souvenir soit la règle ; partout ailleurs, selon la remarque de Stern (1), cette exactitude n'est pas la règle, mais l'exception.

Ainsi, tout en ayant une égale sincérité et une égale bonne volonté, les adultes ne sont ni également véraces, ni inégalement réfractaires à la suggestion, à la peur, etc., parce qu'ils sont inégalement équilibrés de l'esprit. Quoi d'étonnant, dès lors, à ce qu'un déséquilibre plus grand ou une arriération

(1) Stern : *Aus Psychologie der Aussage.* Berlin, 1902.

plus forte se traduisent chez des écoliers mentalement anormaux par des mensonges plus amples, plus tenaces et plus fréquents ? Mais alors, comme pour toutes les autres anomalies que nous avons décrites, il faut savoir qu'on se trouve ici en présence d'un état morbide, et l'interpréter, le traiter comme il doit l'être.

CONCLUSION

Les écoliers mentalement anormaux forment un groupe spécial et qui mérite d'attirer l'attention : c'est pourquoi nous nous sommes attachés, dans cette étude préliminaire, à les caractériser, à les séparer nettement et des écoliers normaux qui leur sont supérieurs, et des autres anormaux intellectuels qui sont bien au-dessous d'eux.

Ces enfants ne sont pas des normaux, puisqu'ils ne peuvent fréquenter régulièrement l'école ordinaire ; et cependant ils sont de plusieurs degrés au-dessus des idiots et des imbéciles, puisqu'ils sont éducables dans toute l'acception du terme, c'est-à-dire *complètement et définitivement quand on peut leur appliquer les méthodes d'enseignement spécial dont ils ont besoin.*

C'est précisément (sauf de rares exceptions) ce caractère qui les constitue en groupe distinct et vraiment autonome : en effet, l'écolier normal est celui qui n'a pas besoin d'une éducation spéciale; l'anormal inférieur est au contraire celui qu'aucune éducation spéciale ne peut complètement éduquer ou tout au moins délivrer définitivement de ses tares. Entre ces deux extrêmes, l'écolier mentalement anormal est celui qui deviendra sensiblement normal si l'on sait l'éduquer.

Le groupe que nous venons de décrire et de classer se compose donc, pour le médecin et pour l'éducateur, de types bien définis et faciles à reconnaître au milieu d'autres écoliers.

Cependant, jusqu'à ces dernières années, comme nous l'avons déjà exposé, ces enfants furent à peu près complètement négligés par le médecin aussi bien que par l'éducateur.

Aux yeux du premier, ils personnifiaient un type de malade trop peu défini pour les soumettre à un traitement particulier, et les cliniciens — même ceux qui s'appliquaient à diagnostiquer précisément les tares nerveuses des enfants — ne jugeaient pas ceux-ci assez malades pour leur donner des soins spéciaux, ni pour élaborer à leur profit des méthodes spéciales d'éducation, comme on en appliquait déjà aux idiots et autres enfants atteints d'anomalies majeures.

Quant aux éducateurs, en face de ces élèves contre lesquels échouaient les exhortations, les réprimandes et toutes les punitions, ils étaient vite contraints de s'avouer impuissants. L'écolier mentalement anormal (qu'il fût inintelligent ou indiscipliné) leur apparaissait partout comme un fléau, et nul ne songeant à traiter ces enfants en malades, personne ne sachant tirer parti de ces non-valeur, on ne leur appliquait d'autre thérapeutique que l'exclusion temporaire ou le renvoi définitif. Quand ils appartenaient à l'enseignement classique, on les envoyait dans l'enseignement moderne, qui les renvoyait à l'école professionnelle ou à l'école primaire, où l'instituteur s'en débarrassait comme il pouvait. Ces écoliers mentalement anormaux descendaient ainsi, au lieu de les monter, tous les degrés de notre système d'éducation et d'enseignement, de plus en plus mal notés et de plus en plus mal traités: heureux quand la famille, en désespoir de cause, ne se croyait pas obligée de faire de la prophylaxie à rebours et de les envoyer dans quelque maison de correction !

Les résultats obtenus par l'éducation spéciale des idiots et des imbéciles ont enfin décidé simultanément les médecins et les pédagogues à s'intéresser à cette autre catégorie d'enfants, beaucoup plus voisins de la normale et beaucoup plus faciles à éduquer. C'est certainement aux succès des méthodes inaugurées ou appliquées en France par Itard, Seguin et Bourneville, que les écoliers mentalement anormaux (encore si mal connus) doivent de voir aujourd'hui se poser pour eux ces questions de classes spéciales et d'éducation spéciale, posées déjà, il y a cinquante ans, au profit des anormaux inférieurs.

L'écolier mentalement anormal n'étant ni un idiot ni même un imbécile, son organisation intellectuelle et morale dépassant de beaucoup ces deux catégories d'anormaux, auxquels on ne peut l'assimiler ni pour la mentalité, ni pour la moralité, il était logique de se dire : « si des méthodes spéciales peuvent cultiver une intelligence aussi fermée que celle des idiots, ne faut-il pas attendre beaucoup plus d'une éducation spéciale appliquée à des enfants presque normaux et bien supérieurs aux imbeciles? » Pourquoi dès lors ne pas essayer des classes spéciales pour ces écoliers mentalement anormaux?

Mais quand il s'est agi d'organiser pratiquement ces modes d'éducation spéciale, aussitôt les difficultés ont surgi. Comment grouper les enfants en séries et en classes homogènes? Comment les reconnaître à coup sûr? Quels procédés leur appliquer?

Autant de questions dont la solution préalable est nécessaire, et auxquelles nul ne saurait se soustraire.

Un groupe d'idiots du même degré est formé d'éléments fort peu disparates : et d'ailleurs, ordinairement tous réunis dans un hôpital, leur enseignement peut facilement conserver une certaine homogénéité.

Il n'en est pas de même pour les écoliers mentalement anormaux, qui ne relèvent ni de l'hôpital ni de l'asile et qui présentent souvent des uns aux autres des différences trop profondes. Former des groupes homogènes avec des éléments aussi variables et aussi complexes n'est pas chose facile.

Le plus souvent, dans le même centre scolaire, on rencontre presque tous les types de malades que nous avons décrits: les instables y voisinent avec des arriérés et des asthéniques; on y trouve des épileptiques, des hystériques, des amoraux et aussi des subnormaux. Or l'éducation d'un amoral doit être dirigée tout autrement que celle d'un arriéré ou d'un épileptique: d'où la nécessité, comme nous l'avons déjà fait remarquer (1), *d'individualiser* l'éducation dans une large mesure et de sérier les groupes.

(1) G. Paul-Boncour et J. Philippe, *Bulletin du Patronage amilial*, 1903, p. 11-16.

D'autre part, puisque les anomalies de ces enfants se manifestent précisément en ce qu'ils sont incapables de s'adapter au régime scolaire normal, nécessité est de renverser les termes et de leur adapter ce régime. Le médecin combattra donc les défectuosités organiques par un traitement spécial, et l'éducateur combattra les tares mentales par une éducation spéciale, tous deux unissant leurs efforts jusqu'à ce que l'enfant, redevenu normal, puisse rentrer dans les classes ordinaires.

Mais pour cela, avant même de songer à créer des classes spéciales ou des institutions nouvelles, il faut d'abord établir au profit de quels enfants on veut les organiser, déterminer exactement quels écoliers y figureront et comment on les reconnaîtra.

*
* *

Nous connaissons, pour les avoir décrits et classés, les principales espèces d'écoliers mentalement anormaux : mais quel est en gros le nombre de ces anormaux? et combien faut-il y compter d'instables, d'arriérés, d'épileptiques, etc., tous élèves qui doivent être traités par des procédés différents, et par conséquent groupés en séries distinctes les unes des autres.

Tout cet ensemble de questions, il faut l'avoir résolu avant de spécialiser les classes à organiser pour ces écoliers d'un genre particulier : car si l'on constitue un enseignement spécialement destiné aux instables, les asthéniques, qui sont à l'extrême opposé, n'auront-ils pas, à profiter de cet enseignement spécial, plus de peine que s'ils étaient dans une classe ordinaire, où les procédés leur sont moins défavorables que ceux appliqués aux instables ? Et que deviendraient les subnormaux qui forment un groupe si intéressant? De même pour toutes les autres catégories.

On ne fera donc œuvre utile qu'à condition d'opérer méthodiquement et sur des groupes homogènes, rationnellement constitués.

Seule, une statistique permettra d'opérer ces groupements rationnels et fournira la solide base d'informations qui est nécessaire. Mais, pour que tous les renseignements désirables soient obtenus, elle ne devra pas se contenter de donner en gros le chiffre des écoliers mentalement anormaux ; elle devra être non pas globale, mais analytique, c'est-à-dire détailler et classer les anormaux chacun dans sa série.

En procédant avec plus de précision qu'on ne l'a fait jusqu'ici, en usant d'une classification plus méthodique, on saura combien chaque centre scolaire renferme d'arriérés, d'instables, etc. ; et l'on mettra en bonne place le groupe des subnormaux, dont beaucoup peuvent rester dans les classes ordinaires.

Il va de soi que c'est sur des examens sérieux que toute statistique doit baser ses données ; on ne doit pas laisser à la fantaisie ou aux ouï-dire le soin de ranger un écolier douteux parmi les mentalement anormaux ou parmi les normaux.

Tout écolier soupçonné d'anomalie mentale doit donc être soumis à une observation compétente, c'est-à-dire à un examen biologique et à un examen mental pratiqués avec soin. Nous avons déjà eu l'occasion d'en signaler la nécessité, la valeur du traitement médico-pédagogique dépendant surtout de l'exactitude et de la précision des procédés utilisés pour ces examens.

Ces procédés d'examen, il y a cinquante ans, à l'époque où des éducateurs comme Séguin élaboraient leurs méthodes pour éduquer des idiots, ni la clinique médicale, ni la psychologie infantile n'auraient pu les fournir. Ce fut même une des raisons (à côté de celles que nous venons de signaler) pour lesquelles on n'aborda pas alors les problèmes relatifs aux écoliers mentalement anormaux. Ces enfants ont beau être mentalement anormaux, ils sont écoliers, c'est-à-dire toujours plus voisins de l'école que de l'hôpital : leurs anomalies sont donc beaucoup plus ténues, plus fines et par conséquent plus difficiles à déceler et à bien connaître que celles des idiots ou autres porteurs d'anomalies grossières; et on les atteint malaisément quand on n'a que des procédés d'investigation sommaires : à plus forte raison, l'on hésite sur les moyens curatifs qui pourraient les combattre.

C'est à ces difficultés qu'on se heurtait; mais depuis cinquante ans l'embryogénie du système nerveux et l'examen clinique de ses défectuosités se sont précisés : de nouvelles méthodes de diagnostic ont aussi été élaborées, grâce auxquelles le praticien possède aujourd'hui tout un ensemble de moyens pour déceler des tares et des anomalies nerveuses qui lui échappaient autrefois. Il peut ainsi savoir exactement quelle perturbation trouble la mentalité de l'enfant (presque normal) qu'on lui amène à examiner, et quand il lui a appliqué les procédés d'examen qui nous ont conduits à notre classification, il peut le ranger à sa place dans le groupe des écoliers mentalement anormaux. Son traitement est ensuite subordonné au diagnostic.

Les progrès n'ont pas été moins considérables du côté de la psychologie infantile, et aujourd'hui l'examen mental des écoliers bénéficie de toutes ces découvertes.

Certes, la psychologie de l'enfant et l'histoire de son développement sont loin d'être fixées et achevées, mais nous commençons à connaître les principales étapes de ce développement et les principaux degrés de croissance par lesquels doit passer, pour se développer régulièrement, la mentalité infantile ; nous commençons aussi à savoir quelle est l'évolution d'une mentalité normale entre la première enfance et l'âge adulte ; il est donc souvent possible, en présence d'une évolution anormale, de dire en quoi et pourquoi elle est troublée, quel défaut elle présente, et surtout quels remèdes y peut apporter une méthode spéciale d'éducation, aidée du traitement médical nécessaire pour la soutenir.

*
* *

En utilisant pratiquement, c'est-à-dire cliniquement, ces méthodes d'examen, on peut aujourd'hui classer (1) dans des groupes déterminés tous ces

(1) Il va de soi qu'un tel classement doit être clair, simple et méthodique, l'instituteur devant, en certains cas, pouvoir s'en servir comme le médecin : c'est, d'ailleurs, ce que nous

irréguliers et ces anormaux dont l'éducateur se plaint sans cesse, et dont il soupçonne souvent le caractère morbide, sans savoir exactement en quoi, car lui ne voit que les manifestations scolaires de ces tares morbides ; c'est au médecin à remonter aux causes : son intervention est nécessaire pour formuler comme il doit l'être le traitement médico-pédagogique.

Nous ne voulons pas aborder ici dans le détail la question des méthodes d'éducation : elle est trop complexe pour la brève étude que nous publions aujourd'hui.

Ce qui doit dominer toute la pédagogie de ces écoliers (transportés ou non dans les classes spéciales), c'est qu'on y doit proportionner et adapter l'enseignement à l'état spécial de leurs facultés. S'ils sont arriérés, l'éducateur doit employer des procédés capables d'éveiller leur attention et de la maintenir fixée une fois éveillée; s'ils sont instables, il faut s'attacher surtout à fixer cette attention, la prendre et lui apprendre à persister le temps nécessaire à graver les notions dans l'esprit. S'agit-il d'un irritable ou d'un névropathe ? Faire une très large place aux habitudes sociales d'ordre, de régularité, de bonne discipline, de moralité intelligente, etc.

Chacune de ces catégories d'enfants demande une pédagogie particulière, ce qui sert à l'un nuisant fort souvent à l'autre ; et c'est pourquoi (qu'on nous per-

avons cherché dans notre classification, qui reproduit, pour les anomalies mentales compatibles avec la fréquentation scolaire, le système de classification que le docteur Bourneville applique aux anomalies mentales en général et surtout à celles qui s'opposent à la fréquentation de l'école ordinaire.

mette de le répéter encore), le classement de ces enfants présente, pour la réussite de leur éducation, une importance capitale. Enfin, pour ces écoliers plus que pour nul autre enfant, il faut surveiller l'état physique et les conditions d'hygiène du milieu, soigner leurs tares morbides, dont l'influence est si profonde sur l'anomalie mentale, s'occuper des défectuosités sensorielles qu'ils présentent si souvent du côté des yeux, des oreilles, etc.

Pour les raisons analogues aux précédentes, nous n'examinons pas maintenant ce que doivent être les classes spéciales, que l'on commence à demander un peu partout et dont nous avons ailleurs montré la nécessité. Faut-il laisser ces écoliers dans les classes ordinaires, à la charge de l'instituteur ? Faut-il simplement leur organiser des classes spéciales, directement annexées à l'école ordinaire, en sorte que ces enfants y puissent très facilement entrer et non moins facilement en sortir pour revenir à l'école ordinaire ? Faut-il au contraire, tout en laissant les écoliers mentalement anormaux dans leur famille, les conduire chaque jour dans un institut spécial, remplaçant pour eux l'école ordinaire et où les méthodes d'enseignement, la surveillance, la façon de procéder seront spécialement adaptés au caractère biologique et mental que l'examen méthodique aura montré chez chaque écolier ? Faut-il enfin organiser pour ces enfants de véritables internats, d'un caractère spécial ? C'est là tout un ensemble de questions à résoudre, avant lesquelles il faut établir quels sont les éléments auxquels on aura affaire dans ces écoles spéciales.

Surtout il faut réclamer pour les subnormaux une attention toute particulière, car il est facile de leur appliquer, et sans tarder, le traitement médico-pédagogique qui leur convient.

Les subnormaux forment, dans l'ensemble des écoliers que nous venons d'étudier, un groupe qu'il faut privilégier, parce qu'ils sont, plus que tous autres anormaux, aptes à redevenir normaux. Il faut donc les soigner plus : c'est une justice et une économie. Pourquoi les sympathies et les efforts iraient-ils de préférence aux plus incapables d'en profiter, parce qu'ils sont plus pitoyables ? N'est-ce pas, dans le cas présent, un fort mauvais calcul, plus propre à perpétuer les plaies sociales qu'à les guérir ? Et doit-on, pour tenter de sauver ceux qui pourront donner des déboires, négliger ceux dont le relèvement est très facile ?

Or c'est précisément le cas des subnormaux : leur anomalie, quoique réelle et indiscutable, est néanmoins assez légère pour être facilement curable : ils sont à la limite des anomalies mentales scolaires. C'est donc avec eux que l'on obtiendra les meilleurs résultats. Très souvent même, on pourra disjoindre les deux termes du traitement auxquels nous avons précédemment fait allusion : certains subnormaux peuvent en effet parfaitement reprendre leur rang normal dans la classe ordinaire, sans demander plus qu'un traitement médical ; d'autres guérissent par le seul appui d'une hygiène intelligente unie à une pédagogie qui sait s'adapter aux facultés de l'enfant.

Combien de subnormaux d'ailleurs furent primitivement des anormaux transitoires, dont une difficulté de croissance physique ou mentale arrêtait le développement intellectuel. Peut-être eût-il fallu, à ce moment, fort peu de chose pour vaincre la difficulté momentanée qu'ils éprouvaient à s'adapter : ce peu de secours, ils ne l'ont pas eu ; la difficulté s'est aggravée et installée, devenant une tare et une véritable infériorité mentale, qui les classe parmi les écoliers subnormaux. Elle grandirait encore si on abandonnait l'enfant, trop faible pour lutter par ses seules forces; elle cédera vite si on l'aide à en triompher, et ce subnormal, redevenant normal, reprendra aussitôt sa croissance normale.

Rendre à chaque écolier sa croissance régulière, au physique et au moral, voilà le but suprême à poursuivre dans toute organisation de classes spéciales, quelle qu'en soit la forme. L'éducation spéciale telle que nous la comprenons doit ramener à la normale *tous* les écoliers atteints des troubles intellectuels que nous avons classés et décrits ; elle les doit remettre en bonne place parmi leurs camarades réguliers, diriger la croissance de leur esprit comme celle de leur corps, et transformer ces écoliers mentalement anormaux en adolescents normaux, qui deviendront des adultes normaux et des hommes utiles.

TABLE DES MATIÈRES

INTRODUCTION

CHAPITRE IV

États intermédiaires : les Écoliers subnormaux

CHAPITRE V

Vrais ou Faux Anormaux : la question des Arriérés pédagogiques.

CHAPITRE VI

Les Anomalies morales.

CONCLUSION

20-3-05. — Tours, imp. E. Arrault et Cie.

BIBLIOTHÈQUE
DE
PHILOSOPHIE CONTEMPORAINE

Extrait du Catalogue

PSYCHOLOGIE INFANTILE. — ÉDUCATION

BALDWIN (J.-M.), professeur à l'Université de Princeton (États-Unis). — **Le développement mental chez l'enfant et dans la race**, traduit de l'anglais par M. NOURRY, préface de M. L. MARILLIER. 1 vol. in-8 .... 7 fr. 50

BERTRAND (A.), correspondant de l'Institut, professeur à l'Université de Lyon. — **L'enseignement intégral**. 1 vol. in-8.......... 5 fr. »

— **Les études dans la démocratie**. 1 vol. in-8.......... 5 fr. »

DUPROIX (P.), professeur à l'Université de Genève. — **Kant et Fichte et le problème de l'éducation**. 2e édit., 1 vol. in-8 (*Couronné par l'Académie française*).......... 5 fr. »

GUYAU. — **Éducation et hérédité**. — 6e édit., 1 vol. in-8.... 5 fr. »

LAISANT (A.). — **L'éducation fondée sur la science**. Préface de Alfred NAQUET, 2e édit. 1 vol. in-16.......... 2 fr. 50

MAUXION, professeur à l'Université de Poitiers. — **L'éducation par l'instruction** *et les théories pédagogiques de Herbart*. in-16. .. 2 fr. 50

PEREZ (Bernard). — **Les trois premières années de l'enfant**, précédé d'une préface de M. JAMES SULLY. 5e édit., 1 vol. in-8. 5 fr. »

— **L'enfant de trois à sept ans**. 3e édit., 1 vol. in-8.......... 5 fr. »

— **L'éducation morale dès le berceau**. 4e édit., in-8....... 5 fr. »

— **L'éducation intellectuelle dès le berceau**. 2e édit., in-8 5 fr. »

PREYER, professeur à l'Université de Berlin. — **L'âme de l'enfant**, *développement psychique des trois premières années*, traduit de l'allemand par A. DE VARIGNY. 1 vol. in-8.......... 10 fr. »

QUEYRAT, professeur de l'Université. — **L'imagination et ses variétés chez l'enfant**. 3e édit., 1 vol. in-16.......... 2 fr. 50

— **L'abstraction**, *son rôle dans l'éducation intellectuelle*. 1 vol. in-16 2 fr. 50

— **Les caractères et l'éducation morale**. 2e édit., 1 vol. in-16 2 fr. 50

— **La logique chez l'enfant et sa culture**. 2e édit., 1 vol. in-16.......... 2 fr. 50

— **Les jeux des enfants**. 1 vol. in-16.......... 2 fr. 50

SPENCER (Herbert). — **De l'éducation intellectuelle, morale et physique**, 11e édit., 1 vol. in-8.......... 5 fr. »

SULLY (James). — **Études sur l'enfance**. traduit de l'anglais par A. MONOD. Préface de G. COMPAYRÉ, recteur de l'Académie de Lyon. 1 vol. in-8.......... 10 fr. »

THAMIN (R.), recteur de l'Académie de Rennes. — **Éducation du positivisme**, 2e édit., 1 vol. in-16 (*Couronné par l'Institut*)... 2 fr. 50

THOMAS (P.-F.), docteur ès lettres, agrégé de philosophie. — **La suggestion, son rôle dans l'éducation intellectuelle**. 2e édit., 1 vol. in-16.......... 2 fr. 50

— **L'éducation des sentiments**. 2e édit., 1 vol. in-8.......... 5 fr. »

— **Morale et éducation**. 1 vol. in-16.......... 2 fr. 50

Tours, imp. E. ARRAULT et Cie

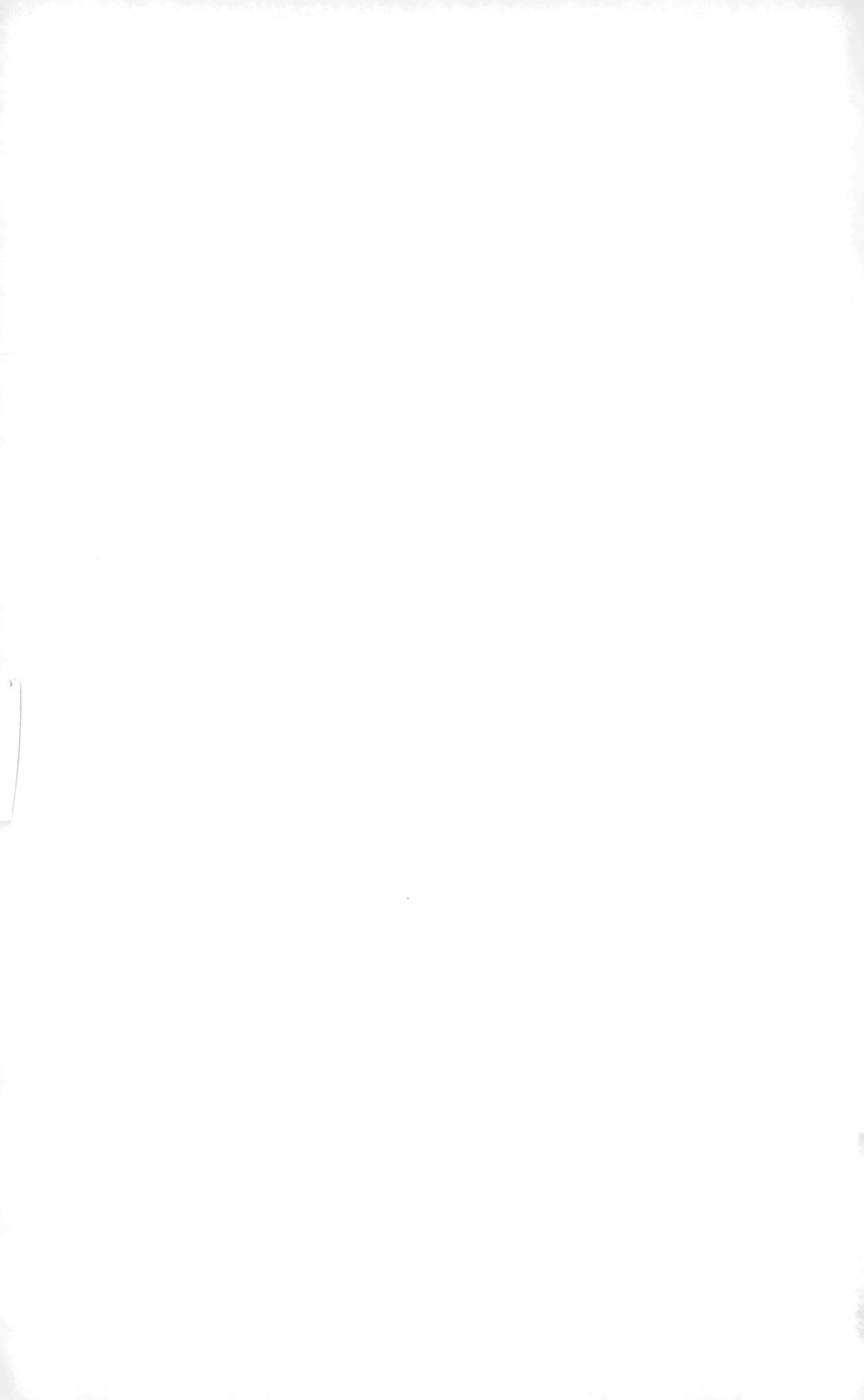

www.ingramcontent.com/pod-product-compliance
Ingram Content Group UK Ltd.
Pitfield, Milton Keynes, MK11 3LW, UK
UKHW020142200726
13856UKWH00003B/799

9 782011 769022